日々の外来

院長室の随想録

徳留一博

TOKUDOME KAZUHIRO

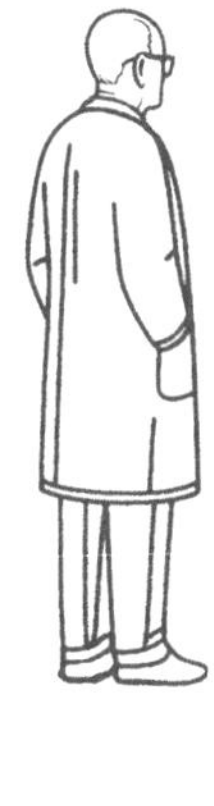

幻冬舎 MC

日々の外来

院長室の随想録

まえがき

天孫降臨の地といわれる霧島連山を源とする天降川《あもりがわ》の辺《ほとり》で内科クリニックを開設して四十二年が過ぎた。開業のころはポケットベルだったが、今はスマートフォン、ＡＩの時代である。この間社会も大きく変化した。それは高齢化社会とストレスの多い複雑な時代になったことである。

その間の折々のことを医師会報などに書いてきた。数十年のうちに多くの数になった。そこで当時の心境を思い浮かべながら整理してみた。

書いてきたものは「自然界に誕生し」「人・ヒトとして」「ときを過ごす（生老病死を含めて）」の三分野だった。「高齢者医療」「こころの悩み」に関するものが多くなっている。

鹿児島大学病院にいたころは、「クローン病のＸ線診断」で現代医学の前線にいたときもあった。しかし開業してからは、そのとき・その場で症状を少しでも改善する医療を行いたかった。そのために漢方を勉強することになった。次に処方する薬が確実に効いていること、副作用も起こらないことを前もって知りたかった。そのためにはＯリング・テストの分かり方を自分自身の体に保持する必要が出てきた。このことにより体が治療を求めているところが分かり、その部位への刺激で体が改善に向かう診療である。その訓練のため鍼灸をも学ぶことにもなった。
　このような診療となると、野生の動物に近い感覚が必要になってくる。これらのことは本書の後半に述べた。
　医師として最も影響を受けた三人の先生のご指導にお礼申し上げます。神田橋條治先生の世界は広大である。人の体とこころ、ヒト、加えて、みては分からないが体で分かる世界（気）などを学んだ。白壁彦夫先生（元順天堂大学教授・一九二一年〜一九九四年）にはX線診断学を通して学問への姿勢、情熱を学んだ。有川貞清先生（有川医院前院長・一九二二年〜二〇〇六年）には東洋医学のルーツともいえる医療を学んだ。

新型コロナ感染症が五類に移行した二〇二三年の秋

徳留一博

ヒト：サル目（霊長類）ヒト科の動物。現存種はホモ・サピエンスただ一種（広辞苑・第五版）。なお、本書では「人」と「ヒト」を使い分けている。

〈参照〉Oリング・テスト、一七九ページ

本書掲載の文は、鹿児島県医師会報、鹿児島県内科医会報、姶良地区医師会報、漢方研究（小太郎漢方製薬）に発表したものである。

本書に掲載した文は発表が数十年に渡っており、聞きなれない人名などがある。また、時の経過と共に新たなことを考えたりした。これらは「補遺」として補足した。「参照」は本書内での関連部分をわかりやすくするために記載した。「参考」は引用した文献などを記した。Ｏリング・テストについては、注記として簡単に説明した。

本書には俳句など文学作品を引用したが、難解な言葉、読みにくい言葉には、原作にはないがルビを付したところがある。

もくじ

三章　人を旅する　73

四章　季節・ときを愉《たの》しむ　105

五章　歳月を眺める　127

一章　日々の外来

「代がもう変わっているかと思ってさ」そんな患者が今日は来たりぬ

山村泰彦・読売新聞「四季」

風邪癒へて風邪診《み》る顔に戻りいく　徳留一博

患者さんの紫のセーターに春を知る

春が来たことを今年は診察室で知った。知るというより、体で感じたのである。三月上旬のある日、二十代の女性の患者さんが薄紫のセーターを着けて診察室に入ってきた。その紫の色をみたとき春が来たことを知り、体中に滲んでくるような喜びを感じた。

冬、冷え性の私は、診察のときいつも「貼らないタイプの使い捨てカイロ」をズボンに忍ばせている。脈診や腹診のとき、患者さんを「冷《ひや》っ」とさせないためである。高齢になってきて寒さに怖さを感じるようになっていたので、「春よ早く来い」と体が切望していたのだろう。「紫色」が私の体の細胞に春を感じさせたのだ。

万葉集の時代も「紫」は春の色だったようだ。次の歌を思いだした。万葉初期の額田王《ぬかたのおおきみ》の歌である。

あかねさす紫野行き標野《しめの》行き野守は見ずや君が袖振る　額田王

あかねさすは紫の枕詞である。「紫草」の生えた野を背景にした相聞《そうもん》歌で、袖振るは愛情を表すときのしぐさである。春の野を背景にした恋の歌ではあるが、万葉の時代の冬の寒さにも思いを馳せると、一層春が来た喜びが伝わってくるようだ。その時代は薪か炭火で暖を取って冬の寒さをしのいでいたことだろうから、春の暖かさを待つ気持ちは切なるものがあっただろう。そのような心情のとき、紫草の紫の色調は万葉の人の体に鮮やかに沁みこんでいったことと思う。

補遺：

季節の変化の感じ方は年齢・体力などによって様々であることを知った。若い人には分からない高齢者の冬があるようだ。冬は脳梗塞や心筋梗塞など体の病気を起こしやすいが、心細さ・気分の落ち込みなど心にも大きな影響を与えている。このように、冬は体も心も傷めつけているということを、診療・看護・介護に携わる人は頭に入れておきたい。

高村光太郎の「冬が来た（道程）」に、「きりきりともみ込むような冬が来た」「刃物のような冬が来た」という表現が出てくる。冬の持つ厳しさが伝わってくるようだ。

色は人をタイムスリップさせる

桜が葉桜になった四月十日過ぎ、外来で緑のスカートの若い女性の患者さんを診察した。緑のスカート姿は一枚の絵画のように印象に残り、私の心にさざ波を起こした。

なぜだろうか。午前の診療が終わるのを待って考えてみた。落葉や枯芝など緑が失われた冬を過ごし、私は無意識に緑という色を渇望していたのだろうか。そしてあの患者さんは、四月の陽光の中で緑の色調がさらに美しさを増すことを知っていたのだろうか。

こんなことを思いながら、ファッションは季節というときとその光の中で、人が衣装で演じるものだと思った。

新緑のもとにて髪の吹かれたち　藤後左右

さらに気づいたことがあった。色は人をタイムスリップさせることを。今回目にした「緑色」は私に母を想起させてくれた。小学校三～四年生のころ、母は日曜日になると蕨や筍を採りに私を動員した。蕨は初め目が慣れず、なかなか摘めなかったが、数分も経つと面白いように摘めるのである。私と母は丘を包む緑の中におり、緑に染まっていたのである。緑のスカートは一瞬のうちに、あのときのことを蘇らせてくれた。俳句をかじっていたころ、そのときのことを句にしたことがある。

母おもふ山幸おおき四月かな　徳留一博

色（調）は人の心に影響を与え、記憶の世界に誘う力がある。色には力がある、言葉に力があるように。

〈参考〉藤後左右：熊襲ソング、天街発行所、一九六八年

残像を重ねながら万物は変化していく

庭のあじさいがきれいだ。梅雨に咲くあじさいは雨に合い、六月の空間を飽き

させないものにする。六月は妻の誕生月で、妻の好きな花である。そのせいかあじさいには思い入れがある。

あじさゐはすべて残像ではないか　山口優夢

この句は読売新聞「編集手帳」（二〇一八年七月六日）に出ていた。この句をみかけたとき、何だ、こんなものと思って、新聞をいつもの置き場に置いた。処分のための場所だ。しかし数日経って何か引っかかる、あれは真実を描写しているのではないか？　新聞を読み直してみた。「編集手帳」の記者は、句からの感慨を次のように記していた。

> ふりしきる雨のなか、かすむ視界にうかぶ花は残像でしかなく、手で触れようとしても本当はそこに何もないのではないか。

記者の解釈通りかもしれない。だが私は医師という職業のせいか、次のように考えた。

作者があじさいをみた、次の瞬間、今みていたあじさいとは異なるのである。

一見変化はないのであるが、変化しているのだ。それを残像として表現したのではないか。万物は変化する。同じものはない、刻一刻変化するのだ。同じにみえるのは、残像を重ね続けているからではないか。ヒトの場合、それは「生↓老↓病↓死」につながるものと思われる。

患者さんを久しぶりに診察したときによく感じることがある。私は、小児は診察しないが、それでもアトピー性皮膚炎の小児はみる。漢方診療が有効だからである。一か月ぶりの診察のとき、「大きくなったネ」と言葉をかけることがある。発育しているのだ。高齢者の場合、一か月ぶりの診察で、フレイルが進んだと思うことがある。老化が進んだのだ。

この一か月で一足飛びに発育・老化したのではない。刻一刻と変化しているのであるが、数日では分からない。一か月経つと残像を重ねながら、分かる程度に変化しているのである。目にはみえなくとも、皮膚で考えると、最も外側にある角質層は一か月かけて新しくなっていくという。

私たちの体、私たちを囲む季節を含めての環境、地球規模の環境、そして私たちのこころ（精神）は刻一刻と変化している。残像を残し続けながら。今みたものは次の瞬間みたものとは異なるのである。今みたものは次の瞬間残像になっているのではないか。

このような連綿とした人の体の変化が「生↓老↓病↓死」である。私たちは残像を重ねながら、生まれ、成長し、病気になり、老いて死んでいく。医師は患者の一瞬間を診療することになる。診療では、残像（体の中の時の流れ・病態の流れ）をも頭に入れることも、体・こころの診療に欠かせない、と考える。冒頭の句は「いのちの無常」に切り込んだ句のように思える。

気象病、天気痛は昔からあった

この数年気象病という言葉をよく聞くようになった。頭痛が天気の崩れの予報代わりになる人、沖縄の南に台風が発生したころから体調不良になるなど、気象病の一つだ。

原因には自律神経、耳の三半規管の異常などが絡みあっているようだ。ＮＨＫの「クローズアップ現代」でも気象病を取り上げ、気圧の変化に微気圧という繊細な変化も関係していると報じていた。

診療の際、気象に敏感な人は病的だと、私は今まで考えていた。一方気象に影響を受けない人たちは健康で正常なのだろうか？

このように思うようになったのは岡本かの子の小説『渾沌《こんとん》未分《みぶん》』を読んでからである。その中には「気圧が重い」という表現が出てくる。以下はその場面である。

> 小初《こはつ》は眠れなかった。急に重くなって来た気圧で息苦しく、むし暑く、寝返りばかりうっていたせいでもあるが、とてもじっとしていられない悲しい精力が眠気を内部からしきりに小突き覚ました。（中略）
>
> 小初は朝早く眼さめた。空は黄色く濁っていて、気圧は昨夜よりまだ重かった。寝巻一重の肌はうすら冷たい「秋が早く来すぎたかしらん」

小初は水泳の教師でごく普通の若い女性である。普通の人が「気圧が重い」と感じているのである。状況からみると天気が崩れていくときの変化が「気圧が重い」という感じだ。岡本かの子は明治生まれであり『渾沌未分』の発表は一九三六年である。明治から昭和初期の人たちは、気圧が重いという感覚を持っていたということになる。「気圧が重い」の表現を七十代後半になった私は聞いたこともないので、おそらく現代人はその感覚を失ったのだろう。

人が数万年の洞穴《ほらあな》生活をおくっていたときは、暗くなったら寝て明るくなったら起きて食を探していた。そのころ天気の変化を知るには個々人の五感と経験だけであったろう。五感で鋭敏に気象の変化を知ることは生きていくために必要なことだったと思う。それから数万年、江戸時代には夜に灯りがともり、明治になったら安定的に夜の電灯は確保されるようになった。この間、人は多くの便利さを獲得したが逆に数えきれないほどの鋭敏な感覚を失ってきただろうと思う。

　このようなことを考えていたら、気象病の人は洞穴生活時代の感知能力が残っているともいえそうだ。逆に気象の影響を大きく受けない人は先祖と比べ感覚が鈍くなっているともいえる。

　気象病を診療する場合、患者さんを原始感覚の残存という側面からみるという視点があってもよさそうだ。

補遺：

　気圧が重い、という表現を現在はしないようだ。しかし気象病と思える患者さんは多い。雨天に向かうときの患者さんの感じはいろいろある。二、三の例を挙げると、「天気が崩れていくのが体で分かる」「天気がわるくなるとき、頭がズンズンしだす」など。小初の「急に重くなって来た気圧で」は患者さんの表現に通じるのかもしれない。

〈参考〉岡本かの子：混沌未分、日本文学全集岡本かの子集、集英社、一九六八年

健康長寿の秘訣

高齢の患者さんに対して行う日常の過ごし方の指導・助言は、医師の大事な仕事の一つである。実際は患者さんの方が年長者であることが多いので、長寿の秘訣はむしろこちらが聞きたいくらいであるのだが。

私は診察室では、記憶に残っている二人の先生の講演内容を話すことにしている。

○T先生の講演から。安倍晋三元首相の祖父岸信介元首相は次のようなことを言っていたようだ。

①風邪をひかないこと
②転ばないこと
③義理を欠くこと

「義理を欠くこと」は分かりにくいが、次のような意味のようだ。高齢者は出席しなければならない会合（たとえば結婚式・お通夜など）でも、寒冷や炎天のときなど、また体調がよくないときは出席しない方がいい。出席して体調を崩したら自らの通夜になるかもしれない。高齢者の体調管理に示唆を与えるいい言葉だ。

○M先生の講演から。

年をとっても現金を稼ぐことです。

M先生がある有名な高齢の女性小説家を診察したとき、次の質問をしたようだ。

長寿の秘訣はなんでしょうか。

年をとっても現金を稼ぐことです！

意外な感じがしたが、なるほど！　と思った。「現金を稼ぐこと」は世の中とつながりがあり、「人に役立っていること」である。人の役に立つということから考えると、現金が入ってこなくてもいいのではないだろうか。奉仕活動やボランティア活動でもいい。私のクリニックにはハーモニカ演奏をしながら施設を訪問している八十代の患者さんがいらっしゃる。

「人に役立つ」を広げていくと多くのことが考えられる。高齢者は仕事や趣味から完全に引退しないことも大事なようだ。逆にいうと、高齢者からすっかり「役割」を奪わないということでもある。役割は世の中と関わることにつながっていく。このことは高齢者を介護する家族・施設の方々は心にとめておいてほしい。

先生、長生きすることはきついことですよ

毎年九月になると「敬老の日」がやってくる。新聞によると、鹿児島県では今年度中に百歳になる人は九百人を超えるという。

今まではこのような記事をみるとき、めでたいこと・すごいことと単純に思っていた。しかし今年は、現実には「長寿はきついこと」が高齢者の心の底に多少は潜んでいると思いながら記事をみた。それはある婦人との会話から学んだことによってである。

私のクリニックの最高齢者は九十六歳で、お二人いる。二人とも認知症もなく、杖も不要でお元気である。そのうちの一人Hさんの奥さんの言葉が忘れられない。奥さんも九十代である。

ある日の診療のとき、Hさん夫妻に長寿を祝する言葉をかけたとき、H夫人は次のように返された。

「先生、長生きすることはきついことですよ」

私はドキッとしたが、次のように質問した。そうですか、どんなことがきついですか。

「三食の準備も大変。献立が浮かんでこないのです」

体力・気力が衰えつつある毎日の生活の場での不安が伝わってきた。H夫人は献立のことをいわれたが、それはほんの一端だろう。

長寿者は人生のベテランだから、悩み・不安はないようにも思える。しかし考えてみると、長寿者にとっても今日・明日は未知の世界であることは、若い人と変わらない。厳密にいうと、今日何が起こるかは分からない。詰めて考えると筋書きのないドラマが待っているのである。そこに不安が生まれるのではなかろうか。

では、高齢者は何に不安を感じることが多いだろうか。

体力の低下・気力の低下がまず浮かぶ。脆弱《ぜいじゃく》（フレイル）によって、できていたことができなくなる。認知症も脆弱の一つと考えていい。これらは大きな不安だろう。

生きていくには金銭も必要であり、大事なことである。「金の切れ目が縁の切れ目」はいつの世でもどの年齢でも起こることである。

このような体力・気力・金銭に加えて、世の中の進歩も不安の要素と思われる。身近なことではスマートフォンだ。上手に使えないことも多いだろう。そして現金を使わないカードでの買い物、銀行に行かなくてもできる預け入れ・引き出しなど、若者に便利なことが高齢者には重荷になりストレスにもなり得る。

高齢者にとっての不安なことを並べたが、避けて通れないことがある。「死」のことだ。人間は必ず死ぬべきものと定められており、限りある命である。死そのものよりも死についての想像の方が、はるかに不安であるのかもしれない。死のことは高齢者に限ったことではないが、頭をよぎると思われる。

長生きすることはきついこと、とつぶやかれたことからいろいろ考えてみた。診療・看護・介護に携わる人は、心の片隅に置いておくべきだろう。きついと思わせる不安のもとは何かを推察することは、大事なことに思える。

長寿の患者さんの診療の実際は、以上のようなことを思いながら、体に無理・無駄・むらがないよう指導し、体の持つ自然治癒力の邪魔をするものを取り除くことだと考える。

人の世に別れを告げるとき

腫瘍の患者Mさんの看取りを行った。放射線治療や抗がん剤治療のながい闘病・苦悩の後であったので、限られた生になった期間を自宅で過ごされることになった。その主治医が私であった。

八十代前半のＭさんは仕事に加えて海を満喫し、国内外の旅行を楽しんだ方で、私は尊敬していたし、そのライフスタイルを参考にしていた。

往診する度に、Ｍさんの心情を思った。痛みは麻薬でほぼコントロールされてはいたが、それでも時おりＭさんを苦しめた。そのような中、限られた生の時を感じながら、何を思われたか？　次の句のような心境だろうか？

まだ続く春の渚《なぎさ》と別れけり　林　亮《まこと》

読売新聞の「四季」でみつけた句である。解説の長谷川櫂は次のように述べている。

はるかまで弓なりに続いている砂浜。そこを歩いてきた人が、いつか波打ち際から離れる。青春と別れるように。

解説に同感であるが、さらに味わっていくと、「この世」に別れを告げる句にも思えてきた。「春の渚」とは「この世」のことであり、この世とは生まれ育ち活動した土地とその風景、家族との生活、友人との交わりなど、そして脳裏にある「記憶・思い出」それに財産などであろう。

数か月前、アメリカで起こった竜巻被害をテレビが放映していた。家屋が跡形もなく破壊された住居跡に立って、高齢の男性が語っていた。思い出だけは竜巻も持ち去り、破壊することはできないと。生きている限り思い出は記憶として保存されるからである。しかし死は記憶・思い出も持っていくことを許さないようだ。

Mさんのながい闘病を支えたものの一つに思い出があったことは確かだ。最後の夜、同世代で大好きだった歌手の海の歌に、指で奥さんの掌にかすかではあるが確かに反応しながらこの世を旅立った。Mさんを支えた肉体と共に。

〈参考〉林亮：読売新聞「四季」（長谷川櫂）、二〇〇六年五月四日

伴侶を失う、それは忍ぶ恋のスタート

訪問診療で接した患者さんが、昨年二人逝かれた。残された奥様と家族を思ったとき、去来したのは放哉と山頭火の句であった。

咳をしても一人　尾崎放哉

咳がやまない背中をたたく手がない　種田山頭火

これらは死別の句ではないが、空間にいる一人に孤独が沁みこむような句である。患家の残された人の心情もこのようなものと思う。時が過ぎていくと、その孤独は森澄雄の句にあるような心情に進むのだろうか。

飲食《おんじき》をせぬ妻とゐて冬籠　森澄雄

亡き妻と過ごしている気持ちを詠んだものである。最近私はこの句は「忍ぶ恋」を表現しているように思うようになった。「忍ぶ恋」とは聞きなれない言葉だが、三島由紀夫の『葉隠入門』に次のような記載がある。

「略　恋の至極は忍恋と見立て候。逢ひてからは恋のたけが低し、一生忍んで思ひ死する事こそ恋の本位なれ。略」

葉隠の中の「忍恋《しのぶこい》」は恋が成就しなかったときのことであるが、それを忍ぶことで「恋のたけ」が高くなるとしている。

「飲食をせぬ妻とゐて冬籠」の状態は静かな恋焦がれであり、葉隠にある忍恋と通じるものがある。

残された配偶者が亡き人を忍ぶことで、愛はさらにたけの高い恋へと進化していく。そこでは会話・談笑などの日常があり、孤独ではあるが孤独を感じない境地に達するのだろう。忍ぶ恋は孤独に耐えるための人の知恵ともいえる。

〈参考〉三島由紀夫：葉隠入門、光文社、一九六七年

患者さんから頂いた漢字ひと文字「安」

年末の行事の一つに日本漢字能力検定協会が発表する「今年の漢字」がある。その年の世相を表す言葉が選ばれることが多く、漢字ひと文字で発表される。その年の総括の意味合いもあり興味深い。二〇二二年、清水寺の貫首が毛筆で一気に書き上げた文字は「戦」であった。ロシアがウクライナに侵攻した年でもあったからか。また日常の生活も慌ただしく、新型コロナ感染症も油断できない一年

でもあった。

　私は「今年の漢字」発表のとき、毎年思い浮かべるものがある。それは九十代の女性患者さん（Ｆさんと書く）から頂いたひと文字漢字で「安」である。Ｆさんの人生の総括の意味が込められた言葉であった。

　数年前、Ｆさんの在宅訪問診療を行っていた。ある日の往診の際、直径十センチメートル、厚さ二センチメートルの円形の屋久杉を頂いた。それにはＦさんにより「安」という一語が毛筆で書かれていた。まだ腫瘍の診断を受ける前の米寿の記念品だった。

　往診のある一日、Ｆさんがほんの少し過去のことを語られた。嫁いだ先では昭和の家族制度のもと、「姑に仕えるような状態」の苦労をされたという。加えて、時代は第二次世界大戦から敗戦と激動の時代であり、戦後は日本全体が貧困だった。その中での子育て、家業を支えながら苦しみの連続であったようだ。Ｆさんにとって「戦」の連続だったのだろう。

　そしてそれからだいぶ時間が経って（高齢になって）から、キリスト教に入信された。そのころから次第に心の平安を得られたという。Ｆさんは結婚以来ずっと心の安寧を尋ね求めておられたのだ。

「安」を書かれた米寿のころは、安寧そのものだったようだ。その後手術不能な腫瘍を患うことになった。痛みはあったがどうにかコントロールでき、子供さんたちに囲まれて、心は「安」の状態で過ごされた。「安」の気持ちが療養のときもあり続け、腫瘍とも付き合うような気持ちになっていたと推察した。この状態が延命にもつながったようだ。

私自身は数年前に喜寿を過ぎた。米寿まで元気に過ごせたら、人生を振り返って（総括）、どんな漢字ひと文字でその人生を表現するだろうか。

補遺：

二〇二二年の今年の漢字で「戦」に次いで多かったのは「安」だった。円安、物価高の年でもあったから、安定してほしい「安」だったのだろうか。これからみても、人は体も心も基本的には安定、安寧を望んでいることが分かる。

一方で、「安」のために「戦」を求める側面もあり、「戦」「安」はセットになっているようだ。

平時のマスク、緊急事態時のマスク

新型コロナウイルスのためにマスクが欠かせなくなった。マスクはインフルエンザ流行期の冬につけるものと決め切っていたが、今年は真夏も必要だ。季節で使用するのではなく、防御しなければならない相手がいるときはいつでもということになる。マスクをつける原点に遅まきながら気づいた。

暑さが厳しくなった五月にマスクをつけたときの感想は「暑い！」であった。下着を一枚増やした感じだ。そのうち、防御するということからいうと、敵の攻撃を避ける「兜のようなもの」だと思うようになった。そうだ、今は新型コロナウイルス感染流行という「戦時」なのだ。

マスクは目にみえない病原から身を守り、うつらない、うつさないための防具である。政府は四月中旬に、布マスクを全戸に二枚ずつ配った。マスクが店頭で品薄になったためだ。これは戦時！だと思った。社会科の教科書に載っていた戦争中にあったという配給に似ている。

マスクについて、かつて医師会報に書いたことがある（三十四ページ、「平時の、マスクへの感覚」）。読み返してみたら、随分悠長なことを書いていると、苦笑した。

なぜあんなことを書いたのか？　自問自答した。あのときは「平時」だったのだ。たかがマスクされどマスク、それでも平時と緊急事態時では、こんなにも考え方が変化する。

（二〇二一年）

平時の、マスクへの感覚

新型インフルエンザ（Ｈ１Ｎ１亜型）発生が予想され、日本全国に緊張が走ったが、幸いにも流行には程遠かった。防御のためのマスクも話題にならず、私はいつものようなマスクの感覚に戻っていった（平時）。

マスクの効用は認めるものの、私はマスクが苦手だ。自慢ではないが、開業して二十八年の診療で、マスクをつけたことはない。今まではインフルエンザの流行期でもマスクをつけたことがなかった。これこそがプロだと、密かに自負しているのだが。

私のマスク苦手には、理由というより、一つの思いがある。それはマスクをつけている人の表情が分からず、怖さを感じるのである。このあたりの心理を明快に表現した佳句がある。

手術前マスクの医師に問いがたし　有馬さざれ石

たった一枚のマスクが、人と人との交流を容易に断ち切ることを示している。医師が診療の際、マスクをしての対応は、患者さんに大変な圧迫感を与えるのではなかろうか。殊に初診では、患者さんは医師の顔を知らないので、なおさらであろう。このような思いから、私はマスクをつけないことにしている。

この冬のマスクの思い出を一つ。初診の患者さんと付き添いの方が共にマスクをして、診察室に入って来られた。初対面の顔を知らない人物二人と対峙することは、不思議な変な気持ちであった。そこで勇気を出して、数秒でいいからマスクを外して下さいと、お願いしたのである。

私たち医療に関わる人は、マスクがこのような一面を持っていることを知っていた方がいいと思う。

マスクで困ることの一つに歯科受診がある。歯科医にとってマスクは、私たち内科医よりも必要で欠かせないものと思われる。でも、「どうありますか?」とマスクをつけた歯科医からの問診は、私は苦手である。マスクが大きな障壁になるのだ。答えようとしても何もしゃべれない。仰《あお》向《む》けに近い処置台の上である。医療面接という点で、マスクの持つ二面性を、歯科医も認識する必要があるように思える。マスク嫌いの私が、好きなマスク姿の写真がある。それは、土門拳の作品で、赤十字入りのキャップを被りマスクをつけた一人の看護実習生の顔写真である。一九三八年の作品で、タイトルは「看護実習」である。看護キャップとマスク、それに目の部分だけが写っているだけの写真であるが、清楚な少女の、悲しいまでの青春の瑞々しさが表現されている。

たった一枚のマスク、考えていくと尽きないものがある。

（二〇〇九年）

〈参考〉有馬さざれ石：南国歳時記、ざぼん俳句会、一九七三年
土門拳：土門拳全集十二、小学館、一九八五年

コロナ感染は自業自得か

新型コロナ流行期のある日、新聞に、グロリオサの記事をみかけた。要約すると、園芸用グロリオサを食べたとみられる高齢の男性が、腹痛や嘔吐などの食中毒

症状を起こし、死亡した。男性の尿からグロリオサに含まれる有毒成分コルヒチンが検出されたという。

私はこの記事をみてショックを受けた。あんなに美しい花の根が、人を殺したということに。

グロリオサは五～六月に咲く美しい花で、日本の花にない形をしている。初夏の空間では、その美しさに青春を感じる。色彩最高、花の姿はスタイルがよいとしか表現できないきれいなもので、天空に向かって凛として咲いている。例えると、若き日のオードリー・ヘップバーンの姿である。グロリオサは若きオードリー・ヘップバーンの化身ではないかと思ってしまう。

そのグロリオサの根に毒があり、人が死んだのだ。植物が生きていくには巧みな知恵がいっぱいある。繁殖のため、外敵から身を守る働きなどである。グロリオサの根の毒も守りの一端であると思う。身を守る本能は種の保存につながり、人類では今日の発展に、となる。

このような「グロリオサの根のようなこと」は人の社会でも起こるようだ。

今年は新型コロナウイルス感染症の蔓延で、世の中が変わろうとしている。新聞、テレビの情報では、コロナ感染者や家族に対しての誹謗中傷が多いという。インターネット上でも感染者や家族を特定し、中傷や差別的な内容の書き込みが繰り返されているという。「感染者狩り」である。「コロナ自警」という言葉も生まれた。「感染者狩り」「コロナ自警」の行動は、「自己保存」「自分の命を守る」本能的なところから起こっているようにも思える。ペストの流行、スペイン風邪の流行のときも同様であったろう。

「コロナ患者狩り」「コロナ自警」の起こる理由は単純ではないようだ。深くて厄介な問題である。

新聞記事にもその理由の一端をみかけた。新聞によると、「感染は自業自得」と考える日本人の割合が英米人に比べて高かったと、心理学者の研究グループがまとめた、という。このような意識が関係している可能性があるとしている。

このような感染者狩りなどの行動は、人間の心・体の底辺に根づくものと考えられる。これらの行動が過剰にならないようなシステムの構築が必要なようだ。過剰反応を防ぐには、正確で早い情報が必要である。

補遺：

新型コロナ感染症は、死ぬことが珍しくなかった当初の流行期から、あの人もコロナにかかった、家族が新型コロナだ、と季節性インフルエンザのようになった二〇二三年の現在までの間、私たち国民のコロナにかかった人への接し方、考え方は、大きく変化した。

新型コロナ流行期の面会禁止がもたらしたもの

新型コロナウイルス感染症は感染した方以外の人にも大きな爪痕を残して、第五波が終息した。感染者の後遺症が問題になっているが、それ以外の多くの人々にも後遺症（心的外傷）を残している。

Tさんは病気の両親の看病と介護のために、定期的に東京と鹿児島を往来していた。医療技術者のTさんの帰省は、両親にとって大きな安心でもあった。ところが新型コロナのため県外への移動が禁止されて、その定期の往復ができなくなった。そのうちお母さんが他界された。お父さんも難病で大変である。

Tさんの無念の気持ちを思っていたら、一つの短歌、一つの句を思い出した。

空港の夜景かなしくうつくしく全力で走る今際《いまわ》のちちへ　小島ゆかり

陽炎《かげろう》につまづく母を遺しけり　福永耕二

Tさんは、お母さんの臨終のときに特別に移動できたのだろうか。そして難病のお父さんを故郷に残して、今東京である。

このような出来事は同じ地域や近隣に住んでいても、頻繁に起こった。病院や施設での面会禁止（制限）で、見舞い・看取りができなかったのである。短歌や俳句に綴られたようなことは、多くの人の胸に心の傷（爪痕）として残っているのである。

大昔からあった疫病（スペイン風邪など）を考えると、それらが流行る度にこのようなことが起こっていたはずである。

ワクチンに加え治療薬が早くできて、インフルエンザと同じように、新型コロナウイルス感染症と共存できるときが来るように願う。

〈参考〉小島ゆかり：読売新聞「四季」、二〇一六年十二月三日
福永耕二：句集　鳥語、牧羊社、一九七二年

八十一歳の娘に九十八歳の母

八十一歳の患者さんに、問診の一環として「お母さんは何の病気で亡くなりましたか？」と質問した。すると、「母は生きています」との言葉が返ってきた。聞けば、九十八歳で一人暮らし、認知症もなく、週二回のデイケアを楽しみにしている、とのことである。

このことを聞き、私は呻いてしまった。「八十一歳の娘に九十八歳の母親！」という驚嘆の呻きである。そして、何歳になっても母親が生きていることは、心の安心があるだろうと思った。すごい世の中になった！　とも思った。人類が夢見てきた、不老長寿の世界が実現しているのである。

先日、私は八十九歳で逝った母の葬儀を執り行った。還暦を過ぎても、母が生きていることを有難いといつも感じていた。葬儀が終わった夜、庭に出てみた。星が出ており、一つの句が自然に頭に浮かんできた。

春寒星いづこか殖ゆる父逝きて　　福永耕二

寒さの残る早春に父を見送った作者が、夜空の星に父を想った句である。星空を眺めていると、実際そのようにも感じられた。古代から人々はそのように思うことで、心の安寧を得たのだろう。

それから部屋に入りしばらくしたら、「おふくろはあのような所にいるのでは？」と、突然、ある風景が浮かんできた。それは東北旅行でみた深山の息をのむような紅葉の谿谷《けいこく》であった。そこには、写真でも絵画でも表現できないような美しい大地が広がっていた。

子猫をみていると、母猫と過ごすときの安心の表情、動作がたまらなくいい。研修医のとき回った小児科の教授の回診のひとコマを思い出す。アレルギー疾患の患児のときであったが、「母親の乳を大人になっても飲み続けることができるなら、それが一番いいのだが」という、教授の言葉が印象に残っている。

できるだけながくこの世に母親がいることは、幸せなことである。その幸せの根幹は母親に無意識に感じる生き物としての安心のようだ。

〈参考〉福永耕二：句集　鳥語、牧羊社、一九七二年

二章　こころは動く、こころ医者を目指して

話を聞いて本人の《こころ》を成長させて問題を解決させようとするのが《こころ医者》です。

なだいなだ・こころ医者入門

人といふ殻の重たさ昼寝覚め

長谷川耿人《こうじん》

読売新聞「四季」二〇一七年六月二十六日

誕生日の子から、母への粋なプレゼント

近くに住む息子の一人は九月が誕生月である。誕生日のその日、息子が母親（私の妻）へ二個のショートケーキを持ってきたようだ。夕方帰宅したら卓上にケーキが置かれていた。「母難日《ぼなんび》」を分かってくれたのだ！　粋なプレゼントである。私は三人の子供に各々の誕生日は母親の「母難日」であることを、かねてから語っていた。

十数年前、私の属する医師会で、生涯教育の一環として僧侶を講師として招いた講演会があった。そのときに知ったのが「母難日」という言葉で、妙に合点がいった。「母難日」とは母親が最も苦労した困難の日である、という意だ。

人の誕生日は母親がミクロの状態から三キロ前後の胎児に育て、体外（この世）に送り出す日である。感動的なことではあるが、数時間の陣痛をはじめとして、大変な仕事である。

胎児は母が摂取した食事で育っていく。妊娠中はつわりをはじめいろいろなことが起こる。妊婦の体は一日一日変化していく。たとえば、心拍出量と循環血液量の増加は妊娠二十八週には通常の百五十％に増加するという。新しい生命を生

み出すことは、このように容易なことではない。それを母親の体一つで育てているのだ。

誕生日は母親が肉体的に精神的に努力した十か月の総決算の日（母難日）である。生命の誕生（出産）は単に生まれたのではない、母親の十か月の努力の結晶だと、僧侶は講演で私たちを諭されたのだ。

この講演の後から、誕生日は母親への感謝の日であり、思いを馳せる日であると思うようになった。母親が亡くなった人にとっては母を偲ぶ日である。

医師になりたてのころ、俳句をかじった。四月、母から蕨や春の野菜が届いたとき、単純ではあるが素直に次の句ができた。

母よりの山幸《やまさち》多き四月かな　徳留一博

母がいたときは過ぎた。この句は次のようになった。

母おもふ山幸多き四月かな

妊娠後期、分娩後の娘の脈

二〇一二年八月上旬のある日、臨月に入った娘が私の家に立ち寄った。猛暑の日で、家の中にいてもうだるようであった。その日、娘はあえいでいるようで、いかにもきつそうだった。「きつそうだね」と問いながら、私は娘の脈に触れてみた。触れた瞬間、私は驚嘆した。ほとばしるような力強い脈に圧倒されたのである。脈拍を数えると、一分間に百十である。二人分の脈だ！　まだみぬ孫と娘の「命の歓喜」のように思えた。漢方では、大で洪《こう》の脈、と表現するのだろうか。

その脈は分娩が終わっても、なかなか少なくなっていかなかった。分娩後三日（百二／分）、分娩後五日（百／分、浮脈だがおとなしい）。分娩七日後、私の家に孫を抱いて帰ってきた。その日は百四／分、その翌日は九十／分、浮脈だが通常に近い感じだ。その後もしばらくは八十前後／分の脈が続いた。

脈だけみても、妊娠がいかに母体に大きな影響を与えているかが分かる。子供を産むということが、生体にとって、どんなにか大変な仕事であるかを、医師になって四十年経った今、改めて感じた。

妊婦の脈拍の増加は妊娠中の生理的変化で当然だ、と言われるかもしれない。

事実、心拍出量と循環血液量は、妊娠二十八週で通常の百五十％に増加するという。娘の脈もこれに基づく増加であったのだろう。

それが分かっていても、出産数日前の娘の脈は感動的だった。私は娘の脈を通して、命あるものを生み出すことに強く心を打たれたのである。そしてヒトである女性がこのようにして連綿として命を育んできたことにも。

そして、私自身も十月十日、羊水の中で育てられたということを感じ、母を思った。そして育てられるということは出生前を含めてであることが初めて分かったのである。出産を経験した女性にとっては当然なことかもしれないが。未熟にも私は無知であった。

娘の脈から思いを馳せたが、行きつくところは妻であった。三回の妻の妊娠中、私は一回も妻の脈に触れなかったことに気がつき、愕然とした。妊娠中の妻の脈に触れていたら、羊水の中にいる子供（胎児）との接点ができ、交流もできたと思う。そして何よりも、「命を育てる」という未知との遭遇を続けていた妊娠中の妻の心の支えになったことだろう。そこまで考えて、私は自責の念がしばらくは消えなかった。

補遺：

1　大学時代の下宿のおばさんの言葉を思い出す。明治末の生まれの方で、五人の母親であった。出産のとき大出血などで、自らの死亡があるかもしれないので、身辺を片付けて出産に臨んだ、という。時代・衛生事情から考えると事実だった、と思う。

2　「母になること」「父になること」は、親になるということである。どうもその感覚・意識という点で、男女には違いがあるようだ。男と女の生き物としての違いからくるものだろうか。二つの俳句でそのようなことを感じた。

母親になりきる勇気春の水　甲斐のぞみ

長男克子夏誕生

父となるたやすさ春の鳩見つつ　福永耕二

〈参考〉甲斐のぞみ：読売新聞「四季」（長谷川櫂）、二〇二一年二月十六日

福永耕二：句集　鳥語、牧羊社、一九七二年

妻が一番幸せだった日

ロシアのウクライナ侵攻が続いている。安倍元首相が銃撃された。新型コロナの感染者数は一日で二十五万人を超えたとテレビは報道する。世の中が渾沌としてきて暗い気持ちだ。

　このような不安な日の夜、茨木のり子の詩『答』の一部を思い出した。詩は次のように始まる。

ばばさま
ばばさま
今までで
ばばさまが今までで一番幸せだったのは
いつだった？
（以下略）

不安がそうさせたのか、私は妻に同じような質問をしていた。

「今までで一番幸せだったのはいつだった？」

「いま」

妻の言葉は短くて聞き取りにくかった。もう一度聞いてみた。返ってきた言葉は「いま（今）」だった。

意外な応答にびっくりした。私自身がこのようなことを問われたら、三人の子供たちのそれぞれの大学のキャンパスを訪問したとき、と答えるだろう。妻からの応答も、若いころの人生の一コマが返ってくるだろうと思っての質問だった。ところが想定外の「いま」だった。しばらくしていかにも妻らしい答えだと思った。「幸せなときは？→いま」、このように答える人は悟りを開いた聖人のように思える。しかし妻は悟りとは無縁な人物である。それならなぜこのような答えが出てきたのだろうか。妻の生き方だろうか。生き方とは大げさだが、妻がいつもいっていることは、

「今をイキイキと生活すること」

また人との関わり合いでは、

「許す」

「忘れる」

「いま」と答えた妻の答えの背景にはこのようなものがあるようだ。「許す・忘

れる」とは過去の苦い経験、恨みのようなものを許す・忘れるということである。そうするとこれらのものを引きずらないことになり、次々に起こる新しいことに対応できるということになる。

　このような考え方で日常を送っているせいか、妻はストレスが溜まらないようだ。ストレスへの上手な対応は、案外このような心の持ち方なのかもしれない。

大相撲の平幕優勝に思う

　大相撲で平幕力士の優勝は極めて稀に起こる。そんなとき私は嬉しくて、ガッツポーズを取りたい気分になる。努力した者への神様からの褒美に思え、私たち普通の人間にやる気を起こさせるからである。

　二〇二〇年の大相撲初場所で三十三歳の徳勝龍関（以下徳勝龍と書く）が二十年ぶりの幕尻優勝をやってのけた。平幕力士であるのに勝ち進み、優勝争いに加わるようになると、手がつけられなくなる。相撲協会は千秋楽で徳勝龍を大関貴景勝と当たらせたが、そこで勝って堂々の優勝である。

　平幕優勝はその力士の努力の賜物なのであるのだが、私には一所懸命努力した者に与えられた神様からの褒美のように思える。苦しみながらでも努力を続けていると、嬉しいこと（成果）が起こることを教えてくれる。神様はみていてくださったのだ。そんなとき思い出すのが、高野素十の句である。

生涯にまはり燈籠《どうろう》の句一つ　高野素十《すじゅう》

この句は『現代俳句』に載っており、著者の山本健吉は次のように解説している。

> この句はしみじみとした情慨のこもった挨拶句である。句が人々の記憶の中に残るということはたいへんなことである。思い出されない名句というものが何の意味があろう。この俳句の下手な故人は、下手の横好きで熱心であったが、「まはり燈籠」の句によってたった一度人々を三嘆させたことがあった。故人といえば、思い出すのは「まはり燈籠」の句一つである。もって瞑すべし。軽いユーモアを含んだ明るい弔句である。

この句は弔句《ちょうく》ではあるが、私には、努力する人への激励と人生の応援歌のように思える。

私も「まはり燈籠」のようなことができればと思いながら、毎日の診療を続けている。

〈参考〉山本健吉：現代俳句、角川書店、一九七一年

桜の季節は門出のとき

三月、四月は卒業・入学・入社など門出の時期である。桜の季節であり、空は明るい。三月のある日、最後の診察が終わったとき、その患者さんが試験に合格し、四月から看護師として就職することを告げてくれた。餞《はなむけ》の言葉を、と思ったら、次の句が浮かんできた。

楠若葉《くすわかば》かがやく如き前途なり　水原秋桜子

門出を祝う句である。「楠若葉」を「自分自身」に置き換えると、何かしら躍動を感じ勇気が出てくる。

この句は昭和五十三年に鹿児島大学医学部に国際医学協会から寄贈されたものである。この句の句碑が鹿児島大学病院の正面玄関に向かって右側の小高い丘に建っている。

その頃私は鹿児島大学病院で診療・研究をしていた。門出のころではなかったが、勉強中のときであったので、この句には随分激励されたことを覚えている。

もう一つ門出の句を思い出した。

春風や闘志いだきて丘に立つ　高浜虚子

高校入学の数日後、高浜虚子が死んだ（一九五九年四月）。ちょうどそのとき国語の授業でこの句が出てきたのである。虚子が小説から俳句へ復帰したころの句で、虚子自身やる気と不安が交錯していたときと思われる。

私も高校入学に伴い下宿生活になった直後で、親元を離れ生活が激変し、不安がいっぱいだった。そういう心理状態であったので、この虚子の句には励まされた。

〈参考〉高浜虚子自選：虚子句集、岩波書店、一九八三年

人の「後ろ姿」は語る

二〇一五年が終わろうとしている。国の内外にいろいろなことが起こり、郷土にも多くのことがあった。その度にテレビ、新聞に無数の映像が流された。

「あなたにとって、二〇一五年の最も記憶に残る映像は何ですか」と問われたら、何と答えるだろうか。

私にとって記憶に残る映像は、過激派「イスラム国」による被害にあった息子さんについて語る父親のインタビュー記事であった。新聞には取材に答える父親の「後ろ姿」が掲載されていた。背筋を伸ばし気丈に応答している父親の後ろ姿に、息子を失った無念さと悲しみを感じた。その後ろ姿は言葉よりも強く心情を語っていた。

人の背中は心の動き、胸の思いを伝え、訴える力があるようだ。なぜだろうか。背中は東洋医学での陰陽分類では「陽」に分類される。日の当たる場所ということからである。気血水の分類では「気」は陽とされている。したがって、背中は気の状態を反映する場である。

漢方では、気の状態を示す言葉に気滞・気虚・気鬱・気逆などがあり、どれも人の心の動きを示している。自分ではみることのできない己の背中は、修飾、操作することができない。それ故に、人の背中は正直に気の動きを表し、喜び悲しみを伝える場となるのである。

後ろ姿について、いろいろ述べてきた。後ろ姿に惹かれるのには理由がある。それは私の心の中に大事に仕舞っているものとつながってくる。三十数年前、当地で開業するとき、鹿児島市から通勤するという選択肢もあったが、妻と幼い子供三人は共に現在地に引っ越してきた。そのときの妻の言葉を今でも思い出す。

「子供たちが働くあなたの『後ろ姿』をみて育つから」

様々なことに直面しながら、ここまで夫婦二人三脚で開業医生活をやってきた。二人の息子、一人の娘は私の後ろ姿をどのようにみただろうか。

一九六四年東京五輪マラソン銅メダリスト円谷《つぶらや》幸吉、「幸吉はすっかり疲れ切ってしまって走れません」

スポーツをやっている二人の少年を最近診察し、気になることがあった。共に

「期待」というものを背負っており、体とこころが悲鳴を上げていた。

少年たちの症状は異なっていて、小学高学年の児童は頭痛、中学生は腹痛であった。やっているスポーツも異なっていたが、共通していることは父親から指導を受けていることであった。二人とも一対一のマンツーマン指導ではなく、スポーツ少年団のようなグループの中での指導を受けていた。

また父親が現役のときに良好な成績を上げていたことや、二人の少年自身もまた小学校低学年のときに県大会などで優秀な成績をあげていたことも共通していた。

そうなると、少年にも父親にもその周辺にも、これは才能がありそうだ、プロになれるかもしれないという「期待」が生じてくる。その結果、やることは特訓だ！　諸大会に備えて毎日練習に明け暮れることになる。しかも家に帰ると指導者である父親がいる。監督の家に合宿しているような感じだ。このようなことがながく続き、少年の心と体は疲労していって、頭痛・腹痛・登校できないなどの症状が出たのである。

少年たちを診察しながら、私は一九六四年東京五輪のマラソンで銅メダルを獲得した円谷幸吉選手（一九四一年～一九六八年・自衛隊体育学校所属）が、自殺したことを思い出した。円谷を自殺まで追い詰めたのは「期待」だった。遺書の一部を引用する。

父上様母上様　三田とろろ美味しうございました。干し柿もちも美味しうございました。

……

父上様母上様　幸吉はもうすっかり疲れ切ってしまって走れません。何卒お許しください。

幸吉は父母上の側で暮らしとうございました。

円谷が銅メダルを獲得したとき、私を含めて多くの国民、所属していた自衛隊の関係者は、四年後の五輪での金メダルを期待した。置かれていた遺書は二通。もう一通は自衛隊の上司に宛てて、自らの行為と果たせなかった責任を詫びたものであった。自殺はメキシコ五輪開催の年の一九六八年一月であった。

少年のスポーツの目標は、特に小学生では体を動かすことの楽しさを知ることであり、基礎的な体づくりであろう。勝負の経験は必要であるが、それもほどほどが大事だと思う。このようなことをスポーツ指導の方は念頭において欲しいと思う。

〈参照〉円谷が銅メダルを獲得したときの優勝はアベベ・ビキラ選手（エチオピア）であった（一五八ページ）。

〈参考〉太陽「特集手紙」、平凡社、一九七八年

家庭にも潜む「期待」という魔物

過剰な期待がスポーツ少年を精神的に圧迫することを別項で書いた。よく考えてみると、それはどの家庭にも職場にも潜んでいるようだ。期待されることは人を成長させるものだが、過剰な期待は危険を孕んでいる。家庭の場合、子供たちを不登校までも追い込むこともある。

鈍感な私がそれに気づいたのは、詩人吉野弘の詩を読んでからである。

突然だが
奈々子

お父さんは　お前に
多くを期待しないだろう
ひとが
ほかからの期待に応えようとして
どんなに
自分を駄目にしてしまうか
お父さんは　はっきり
知ってしまったから
お父さんが
お前にあげたいものは
健康と
自分を愛する心だ

家庭での子供への期待は、人の歴史が始まったときから続いていると考えていい。親が子に期待するのは当然であり、それがあるから子供は努力し成長する。しかし期待が過剰なときはスポーツでなくとも、子供の心と体を傷めてしまう。期待する親の気持ちの根底に、吉野弘の気持ちがあるなら、子供たちは期待されながらもどんなに楽に行動できるかと思われる。

翻って期待に関して筆者自身のこと、わが家の子供たちのことを思い出してみた。よくぞ「期待」につぶされなかったと思う。わが家の子供たちに対しては強いプレッシャーをかけたことはなかったが、それでも詩にあるような気持ちが強くあったら、子供たちはもうちょっと少年期・青年期を楽に過ごせたのかもしれない。

〈参考〉吉野広：読売新聞「編集手帳」、二〇一八年七月六日

プロ野球の厚い壁に阻まれた元プロ野球斎藤佑樹投手

「適応障害」という診断名がある。職場の過重労働、転勤、退職など、何らかのストレスでその場そのときにうまく適応できなくなって、こころや体に症状が起こってくる病気である。そのような診察のとき、なかには置かれた位置・立場でもうちょっと努力し、頑張ってみたらと思うことがある。

そんなことを思っていたら、斎藤祐樹投手の引退登板の記事（二〇二一年十月

十八日・読売新聞）が目についた。読みながら斎藤佑樹投手（以下斎藤と書く）は適応障害に陥らずによかったと思った。

斎藤は甲子園、東京六大学野球でエースとして華々しい活躍をした投手である。十一年をプロ野球で過ごした。大活躍が期待されたが、この間、肘や肩の故障に悩み、高校・大学時代のようには実績を上げられなかった。それでも十一年で十五勝二十六敗の成績を残した。決して小さな数字ではない。

二〇二一年九月以来試合から遠ざかっていたが、この日現役最後のマウンドに立つことになった。スリムな体から斎藤らしいさわやかなピッチングで、プロ野球選手としての幕を閉じた。

試合後インタビューを受ける斎藤の表情は、やり切ったという感じの青空のような青年の顔であった。プロ野球という高度なレベルの選手たちと競って、故障に悩みながら、再起への努力もむなしく成果が出なかった。

十一年間ずっと苦しかった　斎藤佑樹

この言葉は胸を打つ。プロ野球で輝かしい成績を残せないまま去る無念さもあったことだろう。

この秋もドラフト会議があり、多くの若者の喜びが報道された。しかし、ドラフトで話題になった選手でも、少なくない選手が一軍の試合に出場（活躍）することなく野球人生を閉じるだろう。これが現実である。それでもプロ野球選手としての生活経験は決して無駄にはならず、豊かな人生の礎になるはずだ。

私のクリニックでも、適応障害になりいろいろな症状で受診される方が少なくない。斎藤がプロの厚い壁に阻まれたように、どんな職場にも壁はある。その場で人間関係を築いていかなければならない。世の中は自分の思う通りにはいかないものであり、苦しい場であることも少なくない。与えられたその場で上司・同僚・産業医と相談しながらでも、まずは全力を尽くしてみよう。道はその後に開けるはずだ。その苦しみは無駄にはならない。

ストレスの苦しみ、挫折しかけた若者へ贈る句がある。

俳句を去るという若者へ

汗奔《はし》る青春を賭けて足るものを　中條明

〈参考〉中條明：舷梯　中條明句集、東京美術、一九七五年

足の動きは人間の感情をも表す

映画『後妻業《ごさいぎょう》の女』をみて、足は見事に人間の感情を表すということを知った。現在六十五歳以上の一人暮らしは六百万人。男は五人に一人、女は二人に一人が独身だという。このような世相を背景に、結婚相談所で効率よく相手を見立て、資産を狙って結婚詐欺を働くのが後妻業の女である。巧みな工作で殺人まで進むこともある。現実に数年前京都府下で事件が起こっている。

映画では、女優大竹しのぶ演じる主役の女が男に呼び出され、指示された場所に向かう場面がある。遠景で表情は分からないが、怒りを足に叩きつけるように歩く姿が描き出される。怒っているとしかいえない歩き方（足の所作）である。大竹は、無頼な女性を怒らせたときの動作を見事に足で演じたのである。映画自体は面白おかしく展開して終わったが、私にはこの足の場面が記憶に残っている。

このような足の動きを感情表出の場と捉えると、診断に使えると思った。手は第二の脳といわれるが、足もまた第二の脳であるといえそうだ。足が伝えるのは非言語の感情の動きである。足は手のように細かな所作ができないので、足の感情表現は歩き方が主になるようだ。

改めて歩き方を感情表出という観点から考えてみる。足音の強弱、高低は感情だけでなく、体力の虚実も判断できそうだ。足音の高低で天候の影響も分かりそうだ。足の運びは敏捷さを示すが、品位も示すようだ。ファッションモデルの動きがそうである。考えていくと、尽きない。

歩き方以外でも表現はできるようだ。「地団太を踏む」も一例である。また怒り以外の表現もある。喜びの場合、歓喜のときがよく感情が出ると思われる。私は研修医時代、花見の際の二歳の長男の動きを俳句にしたことがある。

花《はな》吹雪《ふぶき》叫びて吾子の脚躍《おど》る　徳留一博

考えてみると、大人は喜びをそれほど足では表現しないようだ。幼児の足の動きによる感情表出はしばしばみかける。それは手で巧緻な所作ができないからだろうか。言葉で十分に表現ができないからだろうか。

幼児が喜びを足で表出するのは、脳の発育・発達の未熟な段階のものではないだろうか。最も原始なヒトの脳の働きのようにも思える。その根拠は、ヒトの脳は十二歳で大人の脳の大きさになるということ、である。

歩き方については以前から思っていたことがある。妻の歩き方は妻の弟に似ている。そう思って観察していたら、妻の母親にも似ていた。考えてみると当然のことである。一歳児の動きの模範は百パーセント両親だろう。歩きも両親の歩きを見様見真似で無意識に修練し、獲得していくものと思える。そうであるなら、人の歩き方には少なくとも数代前の先祖の動きも宿っているともいえそうだ。

　このような足の動きを診療の場で生かせないだろうか。精神科医の神田橋條治先生は『治療のこころ　第四巻』の中で、臨床の場での足の動きにも注目されている。先生は待合室の患者さんを自ら呼びに行かれるようだ。そのときの描写が次のように記載されている。

> ボクが名前を呼んで、その人が立ち上がる動作なんだよね。椅子から立ち上がる動作の中に、その人の心身のコンディション、あるいは情緒の状態がいちばんよくあらわれている。

　このような観察を行うと、内科診療でも先生の洞察は生かせそうだ。認知症患者さんの日々の状態把握にも使えそうだ。

　乳幼児とは逆に、衰えていく脳では、手による巧緻な表現・言葉による表現ができなくなる。そのとき脳が足を使って、情緒の表出を行うのではなかろうか。

認知症患者さんの足は、喜・怒・憂・思・悲・驚をどのような動きで表すだろうか。

女優の足での表現が見事だったので、足の動きについて考えてみた。役者の好演技が、診療の場で足の動きが参考になることを教えてくれた。

〈参考〉神田橋條治：治療のこころ　第四巻、花クリニック神田橋研究会、一九九二年

ことわざにはストレス対策の知恵がいっぱい

読売新聞に「ことわざ大百科」がしばらく連載された。一コマともいえる記事である。孫の教材にと思い、切り取っていたが、知らないことわざもあり、自分のための切り抜きになってしまった。

ことわざはながい間に人々の生活から生まれたもので、生きる知恵が一杯詰まっていることに気づいた。そんなとき次のようなことわざが載っていた。

男は閾《しきい》を跨《また》げば七人の敵あり

「男は外に出れば七人の敵あり」で知られていることわざである。古い時代のものではあるが、現代でも使えそうだ。「男↓人」「七人↓多く」「敵↓ストレス」と置き換えると、「人は外に出れば多くのストレスあり」となり、現代を生きる知恵になる。

人の世は一人では生きていけない。一定の年齢になると働かねばならない。働く場は一人ではない。仲間・先輩がいる、経営者・社長がいる。このように、多くの人と協力し合って人間関係を築いて仕事をしていき、給料を得るということになる。このような状況で人とうまく関係を築いていけないとき、職場に行けなくなったりする。職場に行こうとすると頭痛がする、職場のことを思うだけで吐き気がするようにもなる。職場に適応できない適応障害ということになる。

人が家を出たら、多くのストレスが待ち受けていると思った方がいい。ストレスが多いことは当然、という気の持ち方も大事なようだ。ストレスによって人は成長していく一面もあるからである。

ストレスに押しつぶされそうな患者さんをみるとき、先のことわざの「七人の敵」の話をした後、次のことわざを話すことにしている。

柳に雪折れなし

これも読売新聞に載っていたもので、『明鏡ことわざ成句使い方辞典』では、次のように解説されていた。柳はしなやかで、雪がつもっても曲がるだけで折れない。つまり、柔らかくてしなやかなものは硬く強いものより困難に耐えられるという意味だ。

ストレスいっぱいの現代社会、ストレス対策を考えてみた。

〈参考〉明鏡ことわざ成句使い方辞典、大修館書店、二〇〇七年

死にたいと思う人へ

診療のとき、稀ではあるが死ぬことを考えている患者さんがいる。何で？　と思う。そんなとき、患者さんのこと（家庭・学校・性格・交友など）を知りたいと思う。知ってもなかなか心の深淵を理解することはできないが。

NHKのEテレでそのような方数人による座談会みたいなものがあった。よく理解できないことも多かったが、そのうちの一人の経験を聞いて、何かしら分か

るような気がした。その青年の経験は、今は使われていない全国にある木造校舎を撮影していくことだった。撮影を数年続けていくうちに死にたいという気持ちが薄れていったという。

私はそれほど深刻に人生を考えたことはない。ただ鮎釣りのときはいつの間にか「いのち」を考えている。せせらぎの音とそのリズムがそうさせるのだろうか。川の流れは悠久だ。それに比べると人のいのちははかないものである。川を眺めていても、川のせせらぎを聞いていても、心は落ち着いていくようだ。

七十歳になったとき、縄文杉に会いに行った。みに行くという気持ちではなかった。早朝に出発して六時間、やっとの思いで念願の縄文杉にたどり着いた。展望台から眺めたとき、尊敬する人、偉い人に会った感じで心がクラクラとした感じであった。しばらく眺めていると、縄文杉から優しい暖かさが伝わってきた。それはまるで小春日の暖かさであった。悠久なものには暖かく包み込むような何かがあるようだ。

死にたくなったときは、川や山などの悠久なものや風雪に耐えた大木など命をながく保っているものの傍に立ったらいい。抱擁されるように感じるからだ。台風のとき漁船が港に帰っていく。港は漁船を抱くようにして台風から守ってくれる。悠久なものは懐が深く大きい。木造校舎の撮影を続けていくことも、それらの懐に抱かれたのだと思う。

補遺：

神田橋條治先生（精神科）も「川」に注目されている。川には自分の過去を振り返り、まとめ、未来を目指す際のコツがあると、記されている。『改訂　精神科養生のコツ』から、その部分を要約してみる。先生は美空ひばりの歌う『川の流れのように』の歌詞を味わうことを勧めている。そこには「人の一生の流れ」を示唆するような歌詞があり、読んでみると何かほっとさせるものがあるようだ。振り返って眺める過去の情景はバラバラであるが、川の流れのように切れ目なくつながることが大切だ。それぞれの過去に気持ちが沁み込んでいくと、気持ちは動く力があるから、バラバラのエピソードをつないで、川が流れるようになる。

〈参照〉悠久なものに空、雲がある。「雲の動き」を眺めることも、人生を思う際に役立つようだ（八十五ページ）。

〈参考〉神田橋條治：改訂　精神科養生のコツ、岩崎学術出版社、二〇〇九年

三章　人を旅する

人類の誕生は、宇宙に花開いた仕掛け花火のような束の間の華やぎなのです。わたくしたち一人ひとりは皆、その仕掛け花火の小部分なのです。

神田橋條治・心身養生のコツ

にんげんは面白いかと冬の猫　矢島渚男

読売新聞「四季」二〇一六年十二月八日

エリザベス女王死去、女王に学ぶ生き方

二〇二二年九月八日、イギリスのエリザベス女王（以下女王と書く）が死去した。このニュースを聞いたとき、何か大事なもの、安心を失った感じがした。

女王が亡くなった日、ロンドンの上空に「二重の虹」が架かったことをインターネットで知った。女王が虹を以て世界の人々と地球に別れを告げたのだと思った。自然界の出来事ではあるが、偶然でもこんなにも美しいことが起こったのである。女王ならこんなことを起こしそうだとも思った。このニュースに接したとき、次の句を思い出していた。

虹の環《わ》を以て地上のものかこむ　山口誓子

私の住む霧島市の城山公園にある、山口誓子の句碑に書かれた俳句である。この公園は桜島と錦江湾を見下ろす景勝の地で、虹が出たら壮大に地上のもの囲むという感じを与える場である。

この句の作者を女王にしても何の違和感もない。女王が命尽きるとき、去って

いかなければならない地球とそこに住む人々を抱きしめた、としてもおかしくない。それほど女王の生涯は地球と世界中の人々を囲むような、安心を与える存在であったように思う。

新聞には女王の語録が多く紹介されていた。その中に女王の生き方を示す次のような言葉があった。この言葉は、私たちにも生きるうえでのヒントと勇気を与えてくれる。

> わたしの人生は長くても短くても、私はみなさんと帝国という家族への奉仕に自分の人生をささげることを宣言します。
> （一九四七年四月）

この語録を大きく解釈すると、与えられた場で全力を尽くしなさい、と言われているような気がする。たとえば職業、学校も場であり、そこでは嫌なこと、困難なことが起こるだろうけど、その場で努力してみたら、という助言とも受けとれる。適応障害などのストレスに悩む患者さん方に元気を出させる言葉とも捉えられる。

また新聞には、女王の若いときを含めて多くの写真も掲載された。眺めていると、しっかり者で少し茶目っ気のある姉貴という感じだ。

ロシアのウクライナ侵略、中国のなりふり構わない覇権主義、北朝鮮の狂気のミサイル発射など、世界は渾沌としてきた。このような時代、女王には元気でいてほしかった。

〈参考〉読売新聞、二〇二二年九月十日

和《わ》顔《げん》愛《あい》語《ご》の京セラ創業者稲盛和夫、スポーツをみる目

京セラ創業者の稲盛和夫さん（以下稲盛と書く）が二〇二二年八月二十四日に死去した。新聞、テレビで業績や人柄が大きく報道された。とてつもなく巨大な人だったようだ。

報道された中で、小さい記事であったが興味深いものがあった。それは稲盛がスポーツ好きで、サッカーのＪ１京都、京セラ陸上部などの発展に尽力されたという内容だ。意外に思ったことは、京セラ陸上部でソウル五輪に出場した選手の「話」だった。新聞には以下のように書かれていた。

京都府のゲストハウスに呼ばれたときのことが印象に残っている。映像でレー

スを見ながら、稲盛に、次のような指摘を受けた。

「この位置を走っていたら勝てない」

専門的な知識がなくても、勝負どころを見極める分析力に驚いたともいう。

京セラ陸上部には監督、コーチがいたはずだ。映像を見ただけで、陸上競技には素人の稲盛が、分析とアドバイスをしたのである。稲盛の言葉は、一瞬にして「位置取りの大切さ」を開眼させたようだ。五輪出場の一流選手に対してである。

日本航空の再建も日本人全員が注目する天下の大勝負だった。その成功も、勝負どころを見極める稲盛の類まれな分析力によるものだろう。

和顔愛語の稲盛、その表情は仏様の顔である。新聞で稲盛の意外な面を知った。これは世界規模の人物だった稲盛の本質だったように思える。

元フィギュアスケート選手浅田真央、引退会見での「トリプルアクセル」

今年の桜は遅くやきもきした。遅い桜の開花を待つようにして、浅田真央さん（以後浅田真央と書く）の現役引退会見が四月十二日に行われた。

多くの人が様々な思いで、会見を眺めたことだろう。私の気持ちは「感謝」であった。それは浅田真央を眺めていると、演技でもインタビューでも、心が癒される感じがしていたからである。慈顔としか表現できないような優しく美しい表情を、十代、二十代前半の女性がどうしてできるのだろうかと、不思議であった。

この記者会見の圧巻は、会見の終わりの部分での、突然の数秒の後ろ姿であった。この情景を次のように表現している報道があったと記憶している。

> 言葉に詰まり、カメラに背を向けて涙をぬぐった後、「応援ありがとうございました」と頭を下げた。いつもの笑顔に戻り、手を振って会場を後にした。

一瞬の後ろ姿は浅田真央自身、意識もしなかった動作であったろうが、人の胸に印象深く残る場面であった。氷上の演技でいうならトリプルアクセルだろう。振付師もコーチもいない、新しい浅田真央のオリジナル作品ともいえよう。

引退会見は、国民的スターが普通の若い女性に帰るためのセレモニーともいえる。にこやかに質問に答える記者会見場は、勝負を競わない華やかなアイスショーみたいな感じで終わった。

会見後の余韻の中で、私の「後ろ姿」へのイメージが変わっていた。後ろ姿は終止符（ピリオド）ではなく、読点《とうてん》（、）であり、旅立ちを示唆することを。私はそのときまで、次の句の「後ろ姿」に支配されていたから。

自嘲

うしろすがたのしぐれてゆくか　種田山頭火

〈参考〉村上護編：山頭火句集、筑摩書房、一九九六年

山田洋二映画監督と佐藤蛾次郎の出会い

俳優の佐藤蛾次郎さん（以下蛾次郎と書く）が亡くなった（二〇二二年十二月）。蛾次郎は映画『男はつらいよ』に出てくる寺男「源公」役で有名だ。読売新聞「編集手帳」（二〇二二年十二月十四日）に蛾次郎と山田洋次監督（以下監督と書く）の「出会いのとき」が書いてあった。この出会いの際の二人の行動・セリフが第三作「フーテンの寅」をみるようで面白く、そしてホロっとくるものがある。「昭和という時代」と「人の情け」を感じさせる。

出会いのときを両人が別々に語っている。蛾次郎は四時間遅れで監督と対面している。ジャズ喫茶にいてオーディションに呼ばれていたことを忘れていたようだ。「どういう役をやりたいか」と監督に問われ、「ワルだよ」とだけ答え、たばこをふかした。

編集手帳の文は「切ない監督の追悼」へと続いていく。「五十年以上昔、時間に遅れてニヤニヤ笑いながら現れた彼の強烈な印象は忘れられない」。通常このような面接は、一発で不合格であろう。私だったら「この野郎」と思ってしまう。ところが監督は「寅さん」の弟分に採用していく。

二人を結びつけたものは何だろうか。ニヤニヤしながら遅れてきた蛾次郎の動作そのものが、映画の中の一シーンのように見え、監督は才能を感知したのかもしれない。いずれにしても監督の度量と、一瞬にして人を惹きつける蛾次郎の魅力があったのだろう。そして、出会いの背景に昭和という時代があったようにも思える。二人の出会いを羨ましくも思う。

「出会い」とは何だろうか。社会で生きている限り出会いの連続である。出会いによって人間関係がつくられていく。出会いによって幸福、悲しみなどの感情も生まれる。感情の変化で眠れない、動悸がするなど体の変化も起こってくる。毎日テレビで知らされるニュースのうち、自然災害を除くと、世の中の出来事はすべて人と人との出会いによってもたらされるようだ。考えていくと私たち医師の仕事は患者さんとの出会いの連続である。

瀬戸内寂聴は出会いを俳句で次のように表現し、人生を振り返っている。

人と逢ひ人と別れて九十五歳　瀬戸内寂聴

寂聴は「人と逢ひ人と別れて」を小説にした。短歌、俳句など文芸作品の多くは出会いの流れ・展開（別れを含め）を表現していることを、改めて感じた。

出会いについて考えると留まることがない。私自身も出会いによって現在があるし、今後どのような出会いがあるのだろうか。

〈参考〉瀬戸内寂聴：読売新聞「四季」、二〇一七年十二月七日

タレント、コロッケの掌《てのひら》

タレントのコロッケさん（以下コロッケと書く）と握手をしたことがある。数年前の夏、霧島地区でコロッケショーが行われ、みに行った。

その日もコロッケ独特の、ワンテンポ遅らせる「焦らしの間《ま》」を巧みに配置しながら、コロッケの世界がつくられていった。森進一や多くの歌手の「のど」が面白おかしく歌われていき、佳境はロボット仕立ての五木ひろしのパントマイムであった。

ショーの終わりはコロッケによる出席者への握手のサービスである。コロッケは歌いながら会場を回っていく。テンポの速い曲であったので、握手の時間は一瞬である。

私との握手も一秒以下であった。コロッケの掌は乾燥して、やや冷たかった。

コロッケは肥満気味で赤ら顔で、体の動きも活発である。漢方でいうと、実証で熱証である。こんな人の多くは、体は熱く、掌も赤色でたぎっているのである。それがヒヤッとして冷たかったので、印象に残っている。

この掌の冷たさから、コロッケは緊張していると思った。東京を離れ、テレビ中継もない地方都市でも、声帯・形態模写を一所懸命に演じ、全力投球しているのである。

コロッケの芸は従来の声帯・形態模写を脱した独創のもので、道を開拓しているように思える。開拓者は孤独である。その孤高の気持ちを、コロッケの掌の感触から察した。

あの感触を思い浮かべていたら、掌に関するあることを思い出した。それは神田橋條治先生の「掌の温かい患者」（日本東洋医学会鹿児島県部会、一九九八年）と題する講演である。

その抄録の一部を記す。

わたくしは、患者が椅子に掛けるとただちに、両手をとって掌に触れることから診察を開始することが多くなっています。掌が汗ばんでいる患者は、いわゆる、手に汗にぎる状態、つまり心身の緊張状態にあり、竜骨や牡蠣を含む方剤の適応の状態です。……中略……掌が温かいという所見から出発して、他の所見の検索へと進むことで、証の決定や診療全体を滑らかに進められるような気がしております。

抄録の「手に汗にぎる」の横に、私の「冷たい」のメモがあった。〝手に汗にぎるときの掌は冷たい〟の意である。コロッケの掌は汗ばんではいなかった。緊張が強く、それが長時間になると、むしろ乾いてくるのかもしれない。

手は第二の脳とよくいわれる。コロッケとの握手、神田橋先生の講演から考えると、掌はものを言っているのである。脳の出先機関ともいえる手の役割の多くを掌が行っているように思える。

雲を眺めるパナソニック創業者、松下幸之助

平成十六年の八月下旬のある日の夕方、鰯雲《いわしぐも》をその年初めてみた。ああ！秋だ！　と思った。室内にいる看護師を呼んだ。美しい空を一人でみるには勿体

ないと思ったからだ。

私の秋の楽しみは空である。炎天で地上を夏にしていた空も一息つくときがあるのだろう。地上の人々ヨ！　よく夏を頑張ったねと、ねぎらっているような秋の空の情景だ。その空の主役は鰯雲である。

鰯雲《いわしぐも》はたらく人を地に撒《ま》ける　福永耕二

空は四季それぞれにきれいだが、秋の空には殊に癒される。空には人の心をホッとさせ、ストレスを解消させる働きがあるようだ。空、雲というと私は松下幸之助を思い出す。

松下幸之助は松下電器産業（現：パナソニック）の創業者で、経営の神様と呼ばれた人だ。その松下さんが雲について書いた以下の文（松下幸之助「一日一話」）がある。

青い空に、ゆったりと白い雲が流れていく。常日ごろ、あわただしさのままに、意識もしなかった雲の流れである。速くおそく、大きく小さく、白く淡く、高く低く、ひとときも同じ姿を保っていない。崩れるが如く崩れざるが如く、一瞬一瞬その形を変えて、青い空の中ほどを、さまざまに流れてゆく。
　これはまさに、人の心、人のさだめに似ている。人の心は日に日にかわっていく。そして、人の境遇もまた、きのうときょうは同じではないのである。喜びもよし、悲しみもまたよし、人の世は雲の流れの如し。そう思い定めれば、そこにまた人生の妙味もあじわえるのではないだろうか。

　松下幸之助は明治二十七年和歌山県生まれ。九歳で単身大阪に出、火鉢店、自転車店に奉公ののち、大正七年二十三歳で松下電器産業を創業。昭和五十四年二十一世紀における指導者の育成を目的に松下政経塾を創立。平成元年に九十四歳で没。松下政経塾は京セラ創業者の稲盛和夫、野田佳彦元首相ら多くの人材を育てた。

　松下幸之助は九歳で奉公に出たという。九歳は現代でいうと小学三年生である。少年ともいえない年齢から世の中の辛酸を経験したことと思う。そのころから空を眺め、空に包み込まれるような愛を感じていたのかもしれない。やがて世界的な経営者になり、大変な多忙の中でも空を眺め、束の間ではあるがストレスから解放され、また次の構想を生み出していたのだろうと想像する。

　私はストレスに悩む患者さんに空を眺めることを勧めている。幼いうちに大阪に奉公に出て、後パナソニックを築いた松下幸之助の人生は、多くの人に生きる勇気とヒントを与えてくれる。

〈参考〉ＰＨＰ研究所編：松下幸之助「一日一話」、ＰＨＰ研究所、一九八一年
福永耕二：句集　鳥語、牧羊社、一九七二年

少年時代の福沢諭吉の行動

身辺の整理を努力しているがなかなか進まない。整理がうまくいかないのは、処分したいものに思い出があるからだ。それとお守りなど神社仏閣と関連があるものも処分に困ってしまう。

先日「金閣舎利殿御守護　開運招福・家内安全・京都北山・鹿苑禅寺」と書かれた紙片が出てきた。これを目にして、さてどうしようと思った。焼くかゴミ箱に入れるかだが、これができない。なぜか？　罰が当たりそうだからである。

そこで一人の看護師に、こんなときはどうする、と問うてみた。すると、「きれいな場所で焼くといいです」と答えた。母親から教わったようだ。この方法は

よいなと思った。このような問答の間に私が思い出したのは福沢諭吉の少年時代のエピソードだった。

福沢諭吉の著書『福翁自伝』に「反故《ほご》を踏みお札《ふだ》を踏む」という一文がある。諭吉が十二〜十三歳のころ、殿様の名を書いた紙がある所をドタバタ踏んで通ったところ、兄から強く叱責された。その場は謝ったが納得がいかない。そこで諭吉は次のような行動に出る。以下『福翁自伝』の原文を転載する。

> 殿様の名を書いてある反故を踏んで悪いと云へば、神様の名のある御札を踏んだら如何だらうと思て、人の見ぬ處で踏んで見た所が何ともない。「ウム何ともない。コリヤ面白い、今度は洗手場に持て行て遣らう」と、一歩を進めて便所に試みて、其時は如何かあらうかと少し怖かったが、後で何ともない。ソリャ見たことか、兄さんが余計な、あんな事を云はんでも宜いのぢゃ」と独り発明したやうなものだが、是れ許りは母にも云はれず姉にも云はれず、云へば屹と叱られるから、一人でそっと黙って居ました。

神様の御札を便所で踏みつぶして、その後に神様の祟りがあるかどうか様子をみたという諭吉少年の行動である。明治元年より二十年前のことで、現代の子供と変わらないような発想・行動にびっくりする。

それから約百八十年も経ち、令和に生きる私だが、それでも焼いたりすることにためらいがある。諭吉少年に笑われそうだが。

しかし神仏に関するものを捨てきれないことは悪いことではない、と思う。先祖を尊敬し、神仏を敬うという精神にも通じるのではないか。

身の回りのものの整理・処分を先延ばし、先延ばしにしてきたので、一歩を進めなくてはならない。今後は神社仏閣の類のものは感謝の念でサヨナラを告げて処分をしていきたい。

〈参考〉福沢諭吉：福翁自伝（改訂）、岩波書店、一九六四年

視覚を失った民族学者梅棹忠夫、その後の活動

二〇一九年の六月、私は白内障の手術を受けた。この六月は美智子上皇后が白内障手術を受けられ話題になった。

白内障は以前から指摘されてはいた。その対策として八味地黄丸を数年内服し

ていたので、腎虚の一環としての白内障の進行も阻止できると思っていた。それなのに手術やむなしとなってしまった。相撲でいうとうっちゃりもできず、寄り切られてしまった感じである。何に寄り切られたのだろうか。加齢（時間）としかいいようがない。

私のクリニックでも多くの患者さんが白内障手術を受けている。その中には、部屋の隅のほこりまでみえるようになった、皺までみえて困った、などの言葉を聞くことが多い。私もそのようなことを期待していたが、そこまではいかなかった。字をみて疲れる、涙がよく出る、などの症状は消えた。

困った症状は消えたが、みえ方がどうもしっくりしない。二つの世界に住んでいる感じだ。夜の運転のとき対向車のライトが幼児の描いた日光のように派手に光を放つ。そのような感覚が昼間もあるのだ。ものがその感覚で現れ、コンマ何秒かのあと、現実の世界が現れるのである。

白内障手術を受けようと思ったとき、梅棹忠夫の『夜はまだあけぬか』を読み返してみた。梅棹は国立民族学博物館長当時、球後視神経の炎症で、数日のうちに視力を失った。

視力がおかしいと気づいたのは、ある朝、灯のスイッチをひねると、普段は食卓の上がパーッと明るくなるのに、その日は明るくならなかったからだった。「おかしいな、この電気暗いな」というと、妻は「ちゃんとついているし、外はとっくに明るいのに」と言う。

加療により右目は０・０１から０・０４にはなったが、左目は０・０１がやっとでほぼ失明に近い。そのときのことを次のように書いている。

> わたしの世界はくらかった。昼日中でも、すべてがうすずみ色であった。ものの形がみえないわけではないが、なにもかもぼんやりしていて、暗灰色にとけこんでいた。色はほとんどなかった。

わが人生は終わったか、とも思った梅棹は、それでも博物館長としての役割を果たし、著作を出版し、世と大きく関わった。どん底に突き落とされた人の心の軌跡から、人間の持つ勇気・強靭さ・柔軟さを知ることができた。視力を失ってからの梅棹の行動は、私たちに勇気を与えてくれる。

視力を失った鑑真《がんじん》大和上の木像の表情は美しい。日本の叡智梅棹も、鑑真像と同様の表情に達したに違いない。

自分自身の白内障手術を契機に、梅棹の書から、光を、色を失った世界を感じ、垣間みた。

〈参考〉梅棹忠夫：夜はまだあけぬか、講談社、一九九五年

働く女性、キュリー夫人の育児の一端

女性がいろいろな分野で活躍している。女性管理職を増やそう、出産数が減っているなど女性に関する話題、記事が多い。

近年増えている働く女性の草分けは誰だったろうと、ある日の新聞を読みながら私は思った。頭に浮かんできたのは「キュリー夫人」であった。ポーランド出身のマリヤ・スクロドフスカ（一八六七〜一九三四）は科学者で、キュリー夫人として、学生時代どこかで習った高名な人である。夫のピエール・キュリー（ノーベル物理学賞受賞）が馬車での交通事故で亡くなっているので、ずいぶん昔の人だと思っていた。しかし夫人は一九三四年（昭和九年）に亡くなっていて、日本でいえば明治・大正・昭和の初めを生きた人である。

夫人の次女のエーヴ・キュリーが書いた『キュリー夫人伝』を読むと、夫人が現代女性と同じような気持ちを持っていたことに驚く。そして忙しく活動してい

る現代女性に、「くじけないで」「頑張って」というようなエールを贈っている感じがする。

学生時代に読んだ『キュリー夫人伝』から、そのような部分を書き出してみる。最前線の研究者だった夫人は妻、母といった主婦の役割もありながら、二度のノーベル賞を受け、女性初のソルボンヌ大学教授も務めた。そのように多忙な夫人には、次のような母親としてのエピソードがある。

> たいへんな過労のおりにも、マリーは、子供たちの世話をする暇だけはとっておいた。仕事のつごう上、娘たちはどうしても女中まかせになりがちなのであるが、しかし、彼女は、イレーヌとエーヴがよく眠り、よくたべること、髪にくしを入れてもらっていること、そして、かぜ気もなければ、そのほかどこも悪くないことを、自分で確かめないかぎりは、安心ができない。ほかのことにはあまり注意しないイレーヌは、母の思い出だけには何回となく帰っていく！　それはわがままな子供だった。彼女は自分だけで母親を独占し、母親が《妹のほう》にかかるのを喜ばない。冬、マリーは、長いことパリの町を歩いて、イレーヌが気に入って食べるルーネット・リンゴとバナナをさがしまわった。そして、手にはいるまではどうしても家へ帰ろうとしなかった。

多忙の中、キュリー夫人は育児にも気を抜かなかったことが書かれている。研究の質を落とさずに育児も一所懸命する、これらのことをやってのけたのは、大変な精神力だったことだろう。

働く女性はどの年代でも仕事、家事、育児（教育）などと多方面で気配りが必要だろう。女性に比べ、男性の仕事は一方向で多面的ではないことが多い。

働く女性は年齢にかかわらず、ストレスに押しつぶされそうなとき、キュリー夫人を思い起こしてほしい。何かのヒントが得られると思う。

〈参考〉エーヴ・キュリー：キュリー夫人伝、白水社、一九六六年

タレント志村けん、コロナ感染で逝く

タレント志村けんさん（以下志村けんと書く）死去のニュースにはびっくりした。三月十七日全身倦怠→十九日発熱・呼吸困難→二十日都内の病院に搬送、重症肺炎→二十三日新型コロナ陽性→二十九日逝去。この急激な経過は、至近距離か

ら狙撃されたテロのようにも思え、残念で言葉も出ない。

新型コロナ感染の哀切なことは、感染への懸念から家族が患者に近づけないことである。身近で世話することができないし、臨終にも立ち会えない。したがって別れの言葉・感謝の言葉を交わせない。そしてすぐに火葬し、遺骨をも拾えないようだ。たまらないことである。志村けんが遺族の兄さんと接することができたのは遺骨として抱かれたときであった。

効く薬、ワクチンがないから新型コロナは恐怖だ。同様に効く薬がなかった時代の結核ではどうだったのだろうか。療養所に入院していた石田波郷《はきょう》に次のような句がある。

春疾風《はるはやて》屍《かばね》は敢《あへ》て出でゆくも　石田波郷

『現代俳句』（角川文庫）著者の山本健吉は以下のように解説している。

（かばね）の眺めは療養所では日常茶飯事であった。療養所生活は屍の眺めに堪える生活でもあった。しかもそれは病人たちには他人事ではなかったのである。「敢て出でゆくも」は強い表現だ。烈風だろうか颱風《たいふう》だろうか、出で行くべきは出でねばならぬ。屍は敢然と行く、屍室を出て火葬場へ、あたかも屍に意志あるごとく……。だがここに波郷は、屍の悲しさを読み取っている。疾風にも狐疑《こぎ》することなく出て行かなければならぬ屍の運命に。

この句は結核が死の病であった時代に、一瞬のうちに私たちを引きずり込む。結核患者の死亡も、立ち会うことなどは困難であったろう。さらに考えると、ハンセン病の場合も「屍は敢て出でゆく」状態だったであろう。

私は志村けんの人となりはよく知らないが、優しくて動物とも交流できる好人物のようだ。多くの追悼番組・記事の中で、志村けんらしさを物語るコラムがあった。

> 誕生日おめでとう！と志村けんさんが話しかけても、おばあちゃんは返事さえしない。志村さんが突然訪問し、百歳の誕生日を祝うというテレビ番組の企画は失敗したかのように見えた。だがふと思いついて、番組コントでやっているおばあさんの声で話すと、「はいっ」とかわいい声が返ってきたという。
>
> （読売新聞「編集手帳」二〇二〇年三月三十一日）

志村けんの芸が津津浦浦にまで楽しまれていたことを示している。私も昭和五十年代、「八時だヨ！　全員集合」を子供たちと楽しんだ。

今年はテレビ・映画での出演も計画されていた。笑いを極めた達人がどのような演技をみせるか期待されていた。しかしその映像の中に志村けんはいない。

沙知代夫人を失ったプロ野球野村克也元監督の悲しみ

ながい間開業医生活を送っていると、近年に配偶者を亡くした患者さんを診察することも少なくない。夫婦は人生という荒海を生きるための同志だ、と私は思っている。その同志を失うことは人生の最大の悲しみだろう。

このような配偶者を失った人にどんな言葉をかけたらいいか考え込んでしまう。私は森澄雄の次の句を話のきっかけにすることが多い。この句は人の心を安寧にするのである。

飲食《おんじき》をせぬ妻とゐて冬籠　　森澄雄

この句は『第九折々のうた』（大岡信）に掲載されている。著者は次のように書いている。

「飲食をせぬ妻」とはどういう妻なのか。亡き人だからである。作者は昭和六十三年八月、文字通り分身のようだった妻の急逝に遭った。澄雄は折から他出していて死に目にあえなかった。「飲食をせぬ妻」の語に万感がこもる。

森澄雄の句のような、夫婦の別れの悲しさを教えてくれた番組があった。二〇一九年の十二月末、ＮＨＫスペシャルで、最近の野村克也プロ野球元監督（以後監督と書く）がテレビに映し出されていた。沙知代夫人が他界され二年が経った今も悲しみにくれている姿だった。名選手・名監督・名解説者であった監督は、その各々の場で多くの記録を残した。その監督が球界関係者とも交流を絶って、一人で悲しみの中に過ごしているのである。テレビでの姿は放心に近かった。かつて知将といわれていた人だ。その姿に驚嘆した。

私は監督に森澄雄の句を贈りたいと思った。

補遺：

野村克也元監督、二〇二〇年二月十一日逝去。

〈参考〉大岡信：第九折々のうた、岩波書店、一九九一年

医師で俳人藤後左右、抗議の仕方

「森会長辞任へ　女性蔑視発言引責」は二〇二一年二月のある日、新聞で見かけた。東京五輪・パラリンピック組織委員会の森喜朗会長の「女性がたくさん入っている理事会は時間がかかる」という発言は、国内外で批判が続いた。

結局引責でやめることになった。辞任相当の発言であることを認識しなかった森さんが悪いのだが、一番びっくりしたのは当の本人だろう。ライフワークともいうべき仕事の完成前にずっこけてしまった。

新聞・テレビで非難ごうごうの状態であった。私はこの批判騒動の中で、藤後左右の俳句を思い出した。

大石長官の白い尻っぽを見たとおもう　藤後左右

昭四六、一二

「白い尻っぽ」はなにが出所だろうか。「だます」と関連があるとすると狐が浮かぶ。「だますこと」は本音を隠していることになる。この句をもとにして森発言を考えると「森組織委員長の白い尻っぽを見たとおもう」になる。分かりやすくいうと「森さん、本音がポロリと出ましたね」ということになる。

この句の作者は鹿児島県旧志布志町の開業医藤後惣兵衛（俳号左右）（一九〇八～一九九一年）で、昭和四十六年の句である。藤後左右（以下藤後と書く）は京都帝国大学学生時代に俳句を始めた。『ホトトギス』に投句して、二年後に『ホトトギス』巻頭を飾った。藤後の俳句の傑出していたことは、『現代俳句』（山本健吉著、角川文庫）に次のように記されている。

> 戦前の「京大俳句」は注目すべき三人の作家を生んだ。藤後左右・長谷川素逝・平畑静塔である。左右はもっとも早く名をなして、いわゆる草田男・左右時代を現出したが、久しからずして情熱を失った。

その藤後が、志布志湾の美しさを守るために一肌脱いだのだ。昭和四十六年、鹿児島県が新大隅開発計画を発表した。志布志湾を埋め立て、巨大な石油コンビナートを建設するという計画だ。沿岸一帯は騒然となり、地元漁民や住民らの反対運動が起こり、藤後は志布志湾公害反対連絡協議会の会長に推された。運動の先頭に立ち、当時の大石環境庁長官に陳情で会ったときの句である。

大石は東北大学出身の医師で衆議院議員であり、初代の環境庁長官であった。藤後は医師である大石の見識に期待していたのだろう。会見の中で、大石の温和な表情とは裏腹に、国是として進めている志布志湾の開発に譲らないものを感じたのだろう。押してもビクともしない巨大な壁を感じたときの句だ。非難・批判の仕方（流儀）もいろいろだ。藤後の俳句のような抗議の仕方もあるのだ。

今回の森さんの女性蔑視発言から言葉の重みを再認識した。高齢に向かう自分自身への戒めとしたい。

補遺：

昭和四十年代後半、偶然にも私は藤後左右と結婚式で同席した。医師としても大先輩であったが、藤後は気さくで話がはずんだ。そのとき藤後はテーブルの上の箸折に、次のような自身の句を書いてくださったことを記憶している。

石油臭い魚で妻子をやしなうか

この句は『藤後左右全句集』（有限会社ジャプラン、鹿児島、一九九一）に収載されていない。推敲の段階で没になったのか、描写を変えて他の新しい句へと生まれ変わったのか。それであってもこの句は私に今も影響を与えている。俳句（文学）の底力を感じる。

〈参考〉藤後左右：藤後左右句集、永田書店、一九八一年

四章　季節・ときを愉《たの》しむ

……言葉は眼の邪魔になるものです。例へば、諸君が野原を歩いてゐて一輪の美しい花の咲いてゐるのを見たとする。見ると、それは菫の花だとわかる。何だ、菫の花か、と思った瞬間に、諸君はもう花の形も色も見るのを止めるでせう。……

小林秀雄・美を求める心

桜島三句　　徳留一博

噴煙の失せて小春《こはる》の海もどる
火の島へ行く船しげき小春かな
やゝにして冬曙《ふゆあけぼの》の岳うかぶ

友は子へ我は母への聖菓《せいか》買ふ

クリスマスが近づくと、思い浮かべる好きな句がある。

友は子へ我は母への聖菓買ふ　西郷信子

若い女性のクリスマスケーキ（聖菓）を素材にした句である。クリスマスケーキを買い求める瞬間の心情をサラっと表現している。

この句の二人は共に二十代後半の年齢だろう。幼いころからの友人だろうか。勤務先での同僚だろうか。先に結婚して子供がいる友人への素直な友情を感じる。

この句は昭和の終わりのころの作品である。それから三十数年経った現代。女性の結婚が高齢化してきた現代では、三十代半ば・後半となった「友人二人」が思い浮かんでくる。そうなると心理が複雑になってくる。友への軽い憧憬に加えて「結婚していないという焦りの感情」が加わるかもしれない。

昭和から平成、そして令和の時代。社会構造の変化で、男女とも晩婚の時代になった。そのような状況になった現代、私は講義の合間に聞いた医学部学生時代の産婦人科教授の言葉を思い出す。

「女性の体を考えると、出産はなるべく二十代後半、三十代前半の三十歳に近い年齢がベターだ」

いつの時代もこの言葉は生きると思う。その時期に妊娠・出産ができるように国の政策、世の中の構成、経済など多方面で知恵を絞り、若い女性への応援体制をしっかりつくる必要がありそうだ。出産・分娩だけでなく、子育て・教育にも困らないように、国家百年の計画でたくさんの金を費やすべきだと考える。

〈参考〉西郷信子：ざぼん同人選集、ざぼん俳句会、一九六九年

年賀状書きは夢みる作業

二〇二二年の年賀状を年末ぎりぎりに投函した。十一月下旬になると年賀状のことが頭に浮かんでくる。「謹賀新年＋住所」だけの年賀状は味気ない。そこで私は何かその年の出来事、行動に結びつけて、短い文章を添えて年賀状を完成させている。そういうわけで年賀状書きのころは肩がこってくる。

年賀状作成のため、この一年何があったかなと振り返っていたら、いろいろなことが去来した。診療・孫たちのこと・よかったこと・後悔したことなどである。年賀状書きの良さは一年を振り返ることだろうか。こんなことを考えていたら、次の句が浮かんできた。

今年わが虹を見ざりし日記了《お》ふ　福永耕二

この句は日記が終わる大晦日の感慨だろうか。一年を振り返って思う通りの虹はみえなかったが、「来年こそは」という希望を感じる。

今回の私の年賀状書きは当初この一年を振り返っていたが、いつの間にか、来る年はこうありたいと思うようになっていた。「こうありたい」とは希望であり「虹をみる」ことだ。

年賀状書きは虹（希望・夢）をみる作業のようだ！

〈参考〉福永耕二：句集　鳥語、牧羊社、一九七二年

こんなに美しい！　冬の雲

一月のある朝、五十メートル先にある私のクリニックに向かう（出勤）とき、美しいものをみた。発見かもしれない。凛とした青空をバックに、冬の光を浴びた美しい雲が浮かんでいた。冬空がこんなにもきれいで、冬雲がこんなに美しいとは知らなかった。

冬の雲（冬雲）は冬の季語である。季語集には、冬の雲は空いっぱいにどんよりと垂れ込めることが多い、と記されている。これから考えると、冬の雲は美しい、きれいとはほど遠いようだ。

ずっと以前に次のような冬雲の句をみて、滑稽に感じたことがあった。

冬雲《ふゆぐも》をみてゐて教壇を踏みはづす　能村登四郎

どんよりとした冬ざれた空を見ていて教壇を踏み外すだなんて、とおかしく思ったのである。ところが、今回みた冬空・冬雲は、美しいとしか言いようのないものであった。このような冬雲ならば、「教壇を踏みはずすこと」はあるだろうと合点がいった。

見慣れた風景を別な角度から眺めたときや写真や絵で写されたり描かれたりしたものを眺めたとき、新しい風景、異なる場所のように感じて、びっくりすることがある。あるとき、鹿児島市の石灯《いづろ》通りから見慣れた山形屋デパートを写した写真をみたことがある。外国の風景のようできれいだった。

このようなことを思っていたら、日常過ごしている毎日の中に美しいものがいっぱいあるようだ。これらのものは四季の移ろいの中で変化しているのである。私は見逃していたのだろうか？

故郷再発見とはこのようなことのようにも思える。私たちは生命を生み出す地球の美しい空間の中にいて、そこでときが流れているのだ。

〈参考〉水原秋桜子：新編歳時記、大泉書房、一九七一年

高齢者の時間感覚

二十代、鹿児島大学病院に在籍のころ、俳句をかじったことがある。俳誌「ざ

ぼん」に属していた。主催者は米谷静二先生（一九二一～一九八九）で、鹿児島大学の教授だった。「ざぼん」は水原秋桜子の「馬酔木」の系統であった。

ある日の句会で米谷先生が次の句を出された。

南蛮煙管《なんばんきせる》月日いよいよ疾《と》くなりぬ　米谷静二

当時二十代だった私にはこの句が分からなかった。南蛮煙管は秋にススキの株元付近に花がみられる植物で、秋の季語となっている。先生の説明では、このごろ時間が経つのが早い、もう一月過ぎた、もう一年が経ったという感覚である。その頃米谷先生はまだ六十歳前の年齢だったと思う。二十代の私はそんなものかと思っただけであった。ところが七十代後半になった今、米谷先生の感覚が分かるのだ。一年も一か月も一週間も一日も早い。早く終わると感じる。

子供と大人の時間の感覚についての新聞記事を読んだことがある。子供はみるもの聞くものが初めてのことが多く、物事に感動する。大人になると、その感動が薄れる。子供と大人の時間感覚はこの感動の強弱で分かれる、ということが書いてあったと記憶している。そういう一面もあるだろうが、そんなに単純なものではないだろう。

睡眠については深く研究されているので、年齢の差による時間感覚の違いも検討されているのかもしれない。

時間を短くもながくも感じることを書いてきた。この感覚は私だけのものではないはずだ。私たち臨床医は診察の際、高齢者がこのような時間感覚であることを知っていると、何か診療上のヒントを得られるかもしれない。

〈参考〉米谷静二：福壽星、東京美術、一九七七年

ラジオ体操の時間をながく感じる

約二十年間、朝の六時半に夫婦でラジオ体操を続けている。実際に体操をしている時間は約七分だ。最近その七分をながいと感じるようになった。数年前まではそのようなことはなかったので、七十代後半という年齢がそう思わせるのか。

このような時間感覚で、テレビの健康番組や医療の講演会を考えてみた。

ＮＨＫの「きょうの健康」は十五分番組だ。話題がワンポイントで疲れない。「クローズアップ現代」は三十分だ。うまくまとめてあるのでこれぐらいでは頭が疲

れない。「チョイス@病気になったとき」「あしたが変わるトリセツショー」は四十五分だ。この辺りが私の集中力では限界だ。

医療の講演会となると九十分ものが多い。これはながい。学生時代の講義も九十分が多かったがながいと感じたことはなかったのに。

コロナ禍になってから講演会もウェブ講演会が多くなった。九十分ものもあるが、最近は六十分が多くなった。主催者側が聞き手の年齢を考えるようになったのだろうか。

テレビか新聞で知ったことだが、大谷翔平選手の活躍する野球のアメリカ大リーグでも、試合時間がながくなりすぎているので、投手による投球の間合いの時間（ピッチタイマー）を制限して、試合時間を短くしようという動きがあるようだ。高齢化社会になり、大リーグでも高齢ファンの脳の働き（生理）まで考慮したのかもしれない。

高齢者の時間感覚を述べてきた。高齢者が時間をながく感じる、短く感じる感覚。このことは診療、老人施設などで高齢者に接する方は頭に入れておきたいことである。

補遺：
年齢、心、体の調子などで、時間の感覚が異なるのは興味深い。読売新聞「四季」に「時間」に関する短歌をみつけた。こんな時間感覚があった、と思った。

直線の時間《とき》の流れを七曜に畳みて手帖《てちょう》は我のふところ　桜田一夫
（読売新聞「四季」（長谷川櫂）、二〇二三年八月二十三日）

ぎっくり腰の痛みに苦しんだときの時間感覚

約二十年ぶりにぎっくり腰になった。両方の腕を使って起立するぐらいの痛みで、「咳をしても腰痛」という状態だった。それでも診療は続けた。痛みを押して診療したとき感じたことは、「とき（時間）」だった。

動きのままならない私の前をいつもの診察室の時間（一日二十四時間）が流れていった。その中で私は取り残されていく感じだった。道路でいうと、高速道路を走る車と一般道路を走る車のスピードの差を感じたのである。

ぎっくり腰は若いときから数回経験したが、この時間差感覚は初めてだった。

若いときには感じなかったことなので、激痛と高齢が足されて生まれた感覚だったのだろうか。それとも痛みがあるときは気持ちが落ち込むので、そのためだったのだろうか。

この経験から考えると、患者さんにもこのような時間差感覚がありそうだ。体か心の調子が悪いから医療機関を受診するのだから、心身の調子の違いで、時間差感覚を感じているのではないだろうか。病状の程度と年齢が大きく関与している感じはするが。

心臓病や呼吸器病などで息切れがあり、体の動きが自由にならない方の時間はどんなふうに過ぎていくのだろうか。腫瘍を患っている方の時間は命がかかっている。どのように時間を感じるのだろうか。

今後患者さんにはこのような時間差感覚がありそうだということを頭に入れて、診療していきたい。そうすると今まで感じなかった「何か」（生命力、人生観）を得られるかもしれない。

鮎解禁日に落ち鮎料理をみて思ったこと

六月一日は日本の多くの川で鮎の解禁日。天降川《あもりがわ》周辺に住む私には待ち焦がれた日である。

その日の夕方、地元の鮎釣りのプロともいうべき先輩方の酒宴に招かれた。酒宴といっても、即席のバーベキューパーティーで、場所は日当山《ひなたやま》橋下の河川敷である。ここは、悠然と流れくる天降川のかなたに霧島山系が望める絶景の場所である。

この即席の酒宴では、川の神様への感謝と漁期の安寧と安全をお祈りしながら、今年も無事元気で解禁日を迎えられたことを、そして晩秋以来の再会を喜び合うのである。

目の前の金網にはこの日釣れたばかりの鮎の塩焼きを中心に、天降川産の鰻、海老の蒲焼が所狭しと並べられている。

フレッシュマンという言葉がぴったりの七～八センチメートルの鮎を頬張りながら、私は古老という言葉がピッタリの大きな鮎に目が留まった。昼間釣られた幼い鮎を慈しむようにして、その中にあった。それは腹側に銀色の縁取りを持った落ち鮎の甘露煮であった。誰かの持ち込みである。即席のテーブルの一角で、生まれ育った川のせせらぎを聞くかのように、皿の上に、古老は悠然とあったのである。
古老鮎を目にした瞬間、「輪廻《りんね》」を感じた。毎年、早春になると遡上する鮎を、初夏になるとその成長を思い、六月一日の解禁日を待つのである。が、うかつにも遡上する鮎以前のことを思ったことはなかった。稚鮎から遡って思っていくと、晩秋の川での落ち鮎の性の営みに行きつくのである。そしてさらに、先の世代へと思いは巡っていく。

鮎の生涯を直線で考えていた。生あるもの、それは「いのち」を引き継ぐ円の世界の一点であるのだ。自分も同じだ。人も同じだ。輪廻転生《りんねてんせい》である。

川は、いつもは思わないことを考えさせる。天降川の誕生は霧島連山誕生と一致するだろう。その悠久の時間が思考させるのだろうか。古代より文明は川（河）のほとりに生まれた。それは水がいのちを生み、継続させたからである。その水が思考させるのだろうか。

補遺：

本文は「その水が思考させるのだろうか」で終わりにした。水を題材にして「いのち」を表現した興味深い短歌に出会った。

感情も思想もすべてわが体のうちなる水より湧くものと知る　斎藤むつ子

歌誌『山茶花』

編集者の高岡修は次のように解説している。「人の体は七十％が水である。それは、人はほとんど水であるということに他ならない。そして、人が海から来たという事実。だとすれば、人の感情や思想も水から湧き出たものに違いないと歌人は思う。」

〈参考〉高岡修：南日本新聞「ことばの旅」、一九九七年

〈参照〉本書七章「腸は水分を欲しがっている」（一八二ページ）

おいしい、川魚でないみたい

鮎釣りに魅了されて約十年になる。これまでは、いかにして多く釣るかが関心事で、鮎の「食」については深く考えたことがなかった。加えて、鮎の「味」に対して家族の評判が芳しくなかったことも、理由の一つである。

ところが、深まる秋のある夕食のとき、鮎の塩焼きを、妻が「おいしい、川魚

ではないみたい!」と言ったのである。私はこの表現を聞いて、ガッツポーズをとりたいくらいに嬉しかった。

この秋の鮎釣りは、何回行っても零匹という状態が続き、寂しく、残念な気持ちでいっぱいであった。十一月上旬のある日、一匹でも釣れたらいいと謙虚な気持ちで、禁漁区に近い霧島川の流れに、空鉤《からばり》を投げてみた。

この日も鮎の引きはなかったが、初心に返り辛抱強く粘ってみた。空が夕焼けに染まるころ、三匹の鮎を釣ることができた。夕焼けの空間で鮎をつかんだ瞬間、若い鮎だ、産卵前だ、と直感した。経験からそう思ったのである。あと三十メートルも下がれば産卵のための禁漁区で安全であったものを! と不憫にも思い、三匹の鮎に感謝した。

帰宅して観察した。思った通り、産卵前の雌であった。さばくとき、卵がほとばしり出たのである。

この夜は、オーソドックスに塩焼きにした。このときの感想が、前述の妻の感嘆の言葉である。妻の観察では、私が鮎をさばくとき、いつものような川魚の青臭さがなかったという。塩焼きにした鮎の身は、いつもは透明に近いが、今夜は海魚のように白身になっていた、という。肉、魚のおいしさには、脂ののりが必須である。この夜の鮎の身には脂ののりがあったのだろう。

他の理由として、冷凍でなかったこと、また大きすぎず、重すぎなかったことも挙げられると思う。この夜の鮎は重さ約百グラム、体長約二十二～二十三センチメートルであった。

そして、この塩焼きの味の最重要な要素は産卵直前であったことではないかと思う。産卵直前とは「いのちの絶頂期」である。おいしいだけでなく、鮎の姿の美しさもこの時期が最高である。雄にも同様のことがいえると思う。

味覚が話題になるとき、「旬《しゅん》」という言葉が出てくる。広辞苑によると、旬とは「魚介・蔬菜《そさい》・果物などがよくとれて味の最もよい時」とある。この鮎の味覚の経験から考えると、旬とは、「魚介・蔬菜・果物などの生き物としての絶頂期のときの味」、といえるようだ。

鮎の旬が分かるまでに、私は約十年の歳月を要した。

鮎で知る秋の深まり

鮎、鮎釣り、そして天降川に魅了され、数年が過ぎた。釣れた！　何匹釣れた！の時期を過ぎ、この界隈では、何時でもどこでも一定の釣果を上げられるようになった。

今年は川岸の植物の移ろいに、川から眺める遠くの山々の動きに、季節の変化を知った。川の流れの中で触れた蜻蛉に晩夏を知り、秋への移行を感じたのも川岸の草むらで聞いた虫の声からであった。

私の密かな楽しみは、釣れた鮎を手につかんだ時の感触である。それはヌルッでは表現できない、表面のさわやかな粘りである。その粘りと感触は指を川につけ、二〜三回指を擦り合わせると消える、はかないものである。

彼岸花《ひがんばな》が岸に散在する頃の鮎は、成長して、形も整ってくる。九月下旬のある日、釣れた鮎を妻に見せたら、瞬時に「マア、きれい！」と声を上げた。

十月中旬になると、産卵のために一部の区域が禁漁になる。その直前の鮎は美しさに加えて豊満になり、艶やかである。

十一月になり秋が深まると、鮎は黒ずんできて、艶やかさも失われる。今年はこれに加えて、ある変化に気づいた。鮎をつかんだ感触がザラッとして、独特の粘さのあるあの感触が失われている。一瞬、脱水かと思い、鮎の表面をじっくりと眺めてみた。体表面に水気がないようにみえる。釣り上げたばかりだから、脱水ではなかろうと思い、さらに眺めると、光沢がない。

加齢とともに人の肌も変化していく。鮎もその通りだ。極期を過ぎた、生あるものの必然を強く感じた。それでも、晩秋の鮎は美しい。その頃の鮎の腹側には頭から尾まで銀の縁取りがある。釣り上げた銀の縁取りの鮎が夕焼けの中で輝きながら舞う様は、この世のものとは思われない。

　このように、今年の私の秋は過ぎていった。

鮎釣りには見物衆がいる

　天降川の鮎に魅了され、鮎釣りに没頭して十数年が経った。川は、川のもたらす川辺の動きは、人生のようなものだと思う。

　川はひどくない雨でも土手面に崩れを起こし、形を変えていく。ましてや台風ともなると、川は様子を変えてしまい、川の生き物も大きな影響を受ける。

　釣り場も年によって大きく変化していく。釣り人が足繁く通う所は萱《かや》などの雑草が刈られ、また踏み倒されて、一つの場ができる。そこには釣り人だけでなく、見物の衆も集まる。大相撲の観客やゴルフのギャラリーのようなものだ。釣り上げた瞬間から、キラキラと空中に舞う鮎の様は、みていても楽しくなる。鮎釣りにはショーの要素があるようだ。見物衆は川風の涼の中で、釣り人の品定めや世間話をしながら鮎釣りをみて楽しむ。

いい魚場にはどこからともなく多くの釣り人が集まってくる。そんな場で、どのポイントに位置して釣りができるかが、その日の釣果に大きく影響する。絶好の場をどう確保するかの釣り人の心理戦も、釣りの一部である。

ある年、その一年前には人が足繁く行き交っていた魚場に出かけたことがあった。その日は誰もいなかった。シメタ、独り舞台だ！　と大喜びして、釣り糸を垂れた。しかしいくら時間が過ぎても釣れない、こんなはずはない。気持ちでは前年の釣果を思い、焦燥感が出てくる。結局は釣れなかった。

竿を収めながら、周りをよく観察すると、雑草が生い茂り、釣り人の踏み散らした足跡もない。やっと気づいた。この年、この場所は釣り人が見向きもしない場所へ変化していたのだ。したがって見物の衆もいない。川の流れの変化によって起こったことである。

川動いて、鮎去り、人も去る！　夏草の中に呆然と立ちながら、高校時代に学んだ『徒然草《つれづれぐさ》』の一節が浮かんできた。

「飛鳥川の淵瀬常ならぬ世にしあれば、時移り事去り、楽しび悲しび行きかひて、花やかなりしあたりも、人住まぬ野らとなり……」

兼好は、この文の結びを「いとはかなき」で終わらせている。あまりにも釣りの状況と酷似している。兼好は釣りを好んだのかもしれない。釣り人兼好を想像し、傷心の私はやっと心が晴れてきた。

乾燥鮎を「出し汁」にした年越し蕎麦

　平成十六年の年越し蕎麦で、珍しい味を経験した。火であぶりカラカラに乾燥させた鮎を出し汁（以下「出し」と書く）にしたもので、その味は形容しがたいものだった。強いて表現するなら、「土と川の匂いのするセピア色の味」であろうか。なんで、現代のこのよき時代に、鮎を「出し」にしたのか。それは、昨年の秋、鮎が多く釣れる里の患者さんから、カラカラに乾燥した鮎を頂いたことに始まる。妻と二人で、さてこれをどうしたものかと思案する中で、ある人の言葉を思い出した。それは、鮎釣りの先輩がいった「寒くなっても鮎を釣るのは年越し蕎麦の出しにするため」であった。

　そこで恐る恐る鮎を「出し」にしての年越し蕎麦となった。味は煤けたような土と川の匂いのする、素朴で健康なものであった。食べ終わるころ、不思議な感じになっていた。その味は、私の祖先が万葉の、あるいはそれ以前の時代から昭和の初期のころまで味わってきたもののように思えた。正確にいうと、このことは頭で考えたことではなく、体に記憶されていたもの、がよみがえったような感じであった。

昭和の初期のころまでは、食卓には蛋白質も少なく、「出し」にするものも種類が少なかったようだ。そのような時代、近くの川で家族の誰かが釣った鮎は、蛋白源にもなり、出しにするにも身近で都合がよかったと思われる。日本の山村の原風景である。

数百年前の私たちの祖先が味わったものを、今味わっているという感覚は不思議なものであり、感動的でさえあった。連綿と受け継がれてきた「生命」をも感じたのである。

たかが鮎で、大げさなことと非難されるかもしれない。しかし、それでも、鮎は美しく魅惑的で、その味は、その「出し」は、それほどのことを思わせるのである。

五章　歳月を眺める

歴史の眼で読むといっても、学校の歴史でやるように、大昔からはじめて現在に至るような読み方をするのではありません。現在から遡ってみるのです。ついこの間のことを見直すのです。

なだいなだ・こころ医者入門

児の肌に平穏もどる九月盡《じん》　徳留一博

母の、華《はな》のとき

三十九年前の母の写真をみつけ、私は不思議な感慨を覚えた。それは、生まれて間もない私の次男を抱いた母の写真であった。五月の陽光の中での母をみて、「オオ、若い、きれいだ！」と思ったのである。

母は私が還暦を過ぎるころまで生存した。還暦を過ぎても母は母であり、それ以外の何者でもなかった。それは小、中、高、大学生のとき、医師になってからも、私に新しい家族ができても、母は母であり、他に考えることはなかった。

写真の母に初めて感じる感情は、母を個として感じたものだった。死去して約十年の歳月がそう感じさせたのか。来年は古希を迎える私の年齢がそのように感じさせたのか。あるいは、このような歳月が「血のつながり」を凌駕させたのかもしれない。

母は大正に生まれ、戦争の勃発、外地での生活、引き揚げなどを経験した。そして敗戦後の貧困の中で、子育てをした年代である。母は母なりにそのときそのときを一所懸命であったろうが、ごく普通の女性の一生であったと思う。このような母にとって「華のとき」はいつだったのだろうか？　写真を眺めながら、母の「華のとき」に思いを巡らせた。

問うても答えることのない母に向き合いながら、次に茨木のり子の詩「答」の数行を思い浮かべていた。

ばばさま
ばばさま
今までで
一番幸せだったのは
いつだった?
十四歳の私は突然祖母に問いかけた
ひどくさびしそうに見えた日に

来しかたを振りかえり
ゆっくりと思いをめぐらすと思いきや
祖母の答は間髪を入れずだった
「火鉢のまわりに子供たちを坐らせて
かきもちを焼いてやったとき」

私も、母に問うてみた。

母さん
今までで一番幸せだったのはいつだった？

〈参考〉茨木のり子：食卓に珈琲の匂い流れ、花神社、二〇〇六年
相星雅子：華のときは悲しみのとき、高城書房、二〇〇九年

昭和の顔、令和の顔

映画『秋刀魚《さんま》の味』をみた。小津安二郎監督作品（昭和三十七年）で、昭和三十年ごろの東京の風情がよく映し出されていた。

妻に先立たれた父親（笠智衆）が年頃の娘の縁談で感じる、微妙な心理が描かれた映画である。娘が嫁に行った日の夜、父親が娘の部屋でたたずむところで映画は終わる。その中で意外にも私の好きだった女優の岡田茉莉子が出演していた。

きれいな女優だったが、なにか気になる、かすかな違和感があった。

映画を見終わったとき、はじめてその理由らしきものが分かった。岡田茉莉子の顔貌は、平成から令和の現代風の顔だということが。昭和二十年後半〜三十年代前半に活躍した女優には、原節子、山本富士子、若尾文子らがいる。私の違和感は、これらの女優と岡田茉莉子がちょっと違っていたということだった。私と岡田茉莉子とは一世代の年齢差があるので、あいまいな点はあるが人気抜群ではなかったようだ。登場する時代が早すぎたのかもしれない。

現在活躍しているテレビのアナウンサーや若手の歌手は、平成中期までに生まれた人だろう。これらの人たちの顔を現代人の顔として、昭和の女優さんの顔とを比較すると、明らかに違うのだ。顔が小さくなり、顎も小さくなっている。顔全体の雰囲気も違うようだ。約六十年の時間差で人の顔が変わるということが分かる。

ＮＨＫ（総合）の毎週日曜日にある「のど自慢」の出場者の顔を眺めると合点して頂けると思う。四十代ぐらいの出場者から現代風（令和）になっていることを。

顔の変化について、司馬遼太郎が著書『余話として』の中で、「日本人の顔」について書いている。司馬は顔に関して二つの文を引いている。

「あれはむかし顔をしておりましょう」　（津村節子の随筆から）

「むかしの日本人は馬面だったが、どうも近頃の日本人は丸顔でいけません」

（川上三太郎の随筆から）

これらの執筆からも、顔は変化、変貌していくことが分かる。それも数世紀もかかるのではなく、比較的短い期間で変化していくのかもしれない。衣食住を中心にした日常の活動が変化のもとのように思われる。何年も前からテレビなどでみかける短く詰まらせる言葉など、この変化を加速させるかもしれない。たとえば料理がおいしいときに「ウマッ」、早いを「ハヤ」、気持ち悪いを「キモイ」など、どんどん出てくる。言葉の発声には顎も関連するだろう。そのうち日本人の顔はさらに顎が小さくなっていくだろう、と思ったりする。五十年先はどんな日本人の顔になるだろうか。

補遺：

茨木のり子の作品に「顔」という詩がある。ヒト・人の継続してきた命に思いを馳せさせるメッセージのように思える。数行を抜粋する。

一人一人の顔は
遠い遠い旅路の
気の遠くなるような遥かな道のりの

その果ての一瞬の開花なのだ

〈参考〉司馬遼太郎：余話として、文芸春秋、一九七五年
茨木のり子：自分の感受性くらい、花神社、二〇〇七年

晩秋の東京の女性

田舎育ちの私にとって、「東京」は今でも特別な響きを持つ地である。中学のとき、上京した先生からテレビというもので大相撲をみたという土産話を聞き、壁面に姿、風景が現れるというのはどんなものだろうと、心を躍らせたことがあった。昭和二十年代の田舎の小、中学生にとって東京は「都《みやこ》」であった。

医師になり、学会や研究会で頻繁に上京するようになったが、それでも「都に行く」というワクワク感は今でも続いている。

私の東京の印象の一つに「冬の東京の女性はコートとブーツがよく似合う」がある。その姿は寒い大都市東京で映えるのである。

今年の十一月のある日、妻と二人で久しぶりに上京した。新しい所巡りをしたが、

その一つが歌舞伎座ギャラリーであった。東京は疲れるところだ。歩き疲れてその一角で休憩していると、ある店に座っている和服の四十代と思われる女性が目に入った。軽食をとっている。粋だ！　背筋を伸ばした凛とした姿は美しかった。私はその姿を網膜の奥に焼きつけ、自分だけの記憶としておこうと思った。しかし、美しいもの、感動したものをみたときは、誰かに教えたいものである。思わず、横にいた妻に「みて、みて！」と言ってしまった。

「歌舞伎をみての帰りでしょうね」と妻は言った。そしてさらに、「歌舞伎の『通』は舞台をみるとき、和装で出かけるのヨ」とつけ加えた。

私は思わず呻いてしまった。これが伝統だ！　伝統の地に伝統の技、これらが、数メートル先の粋な女性を生んだのだ。私は東京に「江戸」を感じた。

東京の晩秋には女性の和服がよく似合う。それは伝統の地で、和服に晩秋の光をもまとわせているからだろうか。

釣り人、川に別れを告げる

落ち鮎の季節になると、思い出す釣り人がいる。

秋が深まり、鮎が下るころだった。天降川《あもりがわ》と霧島川の合流する三角州に、Ａさんが立っていた。そこは合流点といわれ、釣りの絶好地である。そこで、釣り姿ではあったが、釣り竿を天に向け、合流する川下をじっと眺めていた。

Ａさんは腫瘍のために入院中と噂に聞いていたので、たたずむその姿に私はびっくりした。そして一瞬もしない間に分かった、川に別れを告げていることを。

Ａさんに何が去来しただろうか。少年時代に父から学んだ鮎の仕掛けのことか、川での水浴びか、鮎解禁日の川辺での塩焼きの味か、夏の終わりのころの美しい鮎の姿か、様々なことが走馬灯のように去来していたことだろう。

その中にはかつての釣り仲間、中には再び川辺に釣り人として立たなくなった人も多かろう。

解禁のころの鮎は小さく可愛い。夏になり成長した鮎は光り輝くようである。しばらくすると成長した鮎は卵を持ち、見惚れるくらいになる。その鮎も秋が深まると鱗が黒っぽくなり、カサカサしてくる。このような鮎の成長を通して、釣り人は季節の移ろいを知り、「命」を思う。

鮎釣りはいつごろから行われてきたのだろう？　天降川周辺に人が住むようになったころからだろうか。天降川を舞台に、どれだけの人が古代から鮎を釣ってきただろう？　隼人族のころから平安、鎌倉、江戸、明治、平成と、人々が入れ替わりながら、鮎釣りは続けられてきたのだ。そして現代、私たちが天降川の釣り人である。

悠久の川の流れの中で、釣り人も代々入れ替わってきた。その姿は、川からみると、川辺に折々に咲く花とさして変わらないことだろう。

落ち鮎のころ、鰯雲のもと、天降川のせせらぎを聞いていると、様々なことを思う。

ウクライナの港湾都市オデーサとアンネの日記

穀物輸出第一便出港、食料高騰の歯止め期待　オデーサの港から

このような見出しの記事が二〇二二年八月二日の新聞にあった。「オデーサ？」聞いたことのある都市の名だ。そうだ、『アンネの日記』の中のどこかにあったことを思い出した。

『アンネの日記』（文春文庫）を繙《ひもと》くと、「あとがき」の一部にオデーサの名があった。以下がその部分である。

「隠れ家」にいた八名のうち、生き残ったのはオットー・フランクただ一人だった。アウシュヴィッツに収容されていた彼は、ソ連軍により収容所が解放されたのち、オデーサを経由して、船でマルセイユへ送還された。無事にアムステルダムに帰省したのは、一九四五年六月三日だった。

オットー・フランクは『アンネの日記』の著者アンネ・フランクの父親である。収容所から解放はされたものの、オデーサでのオットー・フランクは妻と娘二人がすでに死亡していることは知らない。家族や共に暮らした人の安否を気遣いながら、どのような気持ちでオデーサでの時を過ごしたのだろう。

オデーサは黒海に面したウクライナの港湾都市で要衝の地である。横浜と姉妹都市のようだ。横浜はその位置する所から、日本の歴史において重要な役割を果たしてきた。オデーサもその位置から、ウクライナの歴史の中で多くの重要な役割を果たしてきたことだろう。その中で戦乱に伴う物語はいっぱいあるはずだ。アンネの父の本国への送還、今回の穀物輸出船の出港はその一端だ。

人が住む村・町・都市には歴史があり、人と同じように感情をも持っているともいえる。戦争は人の運命を翻弄し、都市の運命をも破壊していく。新聞に「土地」に対する畏敬の言葉があった。

土地にはその土地の名があり
土地にはその土地の光がある

〈参考〉杉谷昭人：南日本新聞「ことばの旅」、一九九七年

患者さんから学んだ「日系人強制収容」と「シベリア抑留」

二〇一三年四月のある日、診療を通して、私は二つの歴史的出来事を身近に感じた。その日、Hさん（八十九歳、男性）の診察をしていたとき、「大変だ、Tさん（九十七歳、女性）が倒れている、すぐ来て！」と、診察室のドアが荒々しく開けられた。かかりつけであったTさんの家は走っていける場所だ。あの腹部大動脈瘤の破裂でなければよいがと思いながら、私は猛然とダッシュした。

Tさんはカナダの「日系人強制収容所」の、Hさんは「シベリア抑留」の経験

者であった。Hさんの診察からTさんの診察へと、ほんの数分の間に、私の心はシベリアからアメリカ・カナダへと大きく揺れ動いた。

「日系人の強制収容」「シベリア抑留」は共に戦争がもたらしたもので、過酷なものであった。

Tさんは国策であった海外移民としてカナダに渡り、カナダと日本が交戦状態になったので強制収容所入りとなった。Hさんは日本が建国した満州国で活動されていた。敗戦により強制的にシベリアに三年抑留されて、奴隷的労働を強いられたのである。Tさん、Hさん共に普通に暮らす市民だった。共に青春の時代を戦争に翻弄されたのである。

ある日の診療風景を書いた。この二人を診察して、私たち普通の市民誰もが歴史の影（影響）を受けていることが分かった。私は一九四三年の生まれであるので、幸いにも戦争には遭遇していない。そこで私への歴史の影響を考えてみた。太平洋戦争後の貧しさが浮かんできた。戦争に負けると国自体が貧困になる。私自身は小学低学年のころであったが、同級生も皆貧しかった。着るものも乏しく、おいしい食事など縁遠いものであった。戦争は国民に貧困などの大変な影響を及ぼすことを改めて感じた。

ロシアのウクライナ侵攻・明治の西南戦争から、戦場の息子を思う母親の心

三月三日は雛祭りである。女の子の健やかな成長を願ってのものである。新聞には「流しびな」の行事が載っていた。

俳人の水原秋桜子が幼いときみた姉・妹の雛人形を飾る雛壇の緋毛氈《ひもうせん》の鮮やかさを忘れられない、と書いていたのを読んだことがある。私も毎年の娘の雛人形は楽しみだった。

雛祭りのころ思い出す句がある。俳句をかじっていたころ、句会で見かけた句である。

男の子のみ育てし妻の残雛　　折田兼児

男の子の元気な声が聞こえる賑やかな家庭を思わせる句である。数十年この句をこのように思っていた。ところが今年はちょっと違った。鹿児島市の南洲墓地にある「児玉五兄弟の墓」が頭にうかんだ。そして児玉兄弟の母親の悲しみを思っ

たのである。

　大学病院で研鑽していたころ、住まいの近くの南洲墓地は私の散歩コースであった。児玉五兄弟の墓石は西郷南洲の墓の左後ろ側に建っている。散歩中の私は、幕末の薩摩藩士の剛毅な家庭・家風を思ったりした。しかし今年は、西南の役で一年のうちに五人の男の子を失った母親の悲しみの深さを思ったのである。そして南洲墓地に眠る兵士たちにはそれぞれ母親がいたことを。

　今年はどうして兵士たちの母を思ったのだろうか。私の年齢のせいだろうか。それとも昨年から続いているロシアの一方的なウクライナ侵攻のせいだろうか。報道は戦争がもたらす悲しみの姿を次々と映し出した。その表情は悲しみを通り越した「放心」であった。

　戦争は続いている。今日もウクライナ、ロシアに児玉兄弟の母をつくりだしている。

〈参考〉折田兼二：南国歳時記第三集、ざぼん俳句会、一九七六年

嫁ぐ姉に贈った二十歳のときの短歌

二〇二〇年、東京五輪が新型コロナウイルス感染流行のために延期になった。このニュースを聞いて、五十余年前の東京五輪、そしてそのころを思い出した。

一九六四年は戦後十九年が経ち、いよいよ高度成長期への転換点のころであり、私自身も青春の真っただ中であった。そんなときの五輪開催であった。五輪開催に合わせて東海道新幹線が開通した。東京～大阪間を三時間で走ることにはびっくりした。そのころ鹿児島～東京間は特別急行列車（特急）が走っていた。一昼夜かけて東京に着いていた時代である。

もう一つの思い出は、生涯で一首だけ短歌を詠んだことである。

菊かほる世紀の月に姉嫁ぐ燃やし続けよ愛の炎を　徳留一博

姉に贈った句である。姉は五輪開幕の数日前に結婚した。私は大学一年生で何もプレゼントできなかったので、この短歌を贈った。どこにも投稿、発表しなかったので、姉と私だけが記憶しているだけのことであるが。

五十年も経つと、夫婦の場合、どちらかが他界することも多くなってくる。姉の夫も他界した。世の必定ではあるが。そのころの写真は白黒で、五十年も経つとセピア色に褪せてしまう。一方短歌は色褪せてはいかない。記憶の中にあり、今でも瑞々しい。これが文学の力なのだろうか。

しかしこの短歌は私と姉しか知らないので、「記憶」という点では危惧することもある。記憶がなくなれば作品は消えるし、認知症になれば作品はなかったことになる。

つたない短歌ではあるが、文字として残したいと思った。私の青春の一ページである。

今日は五月十五日、五・一五事件の日

朝のラジオ体操の時間の少し前に「今日は何の日」がラジオから流れる。今日は五月十五日、五・一五事件の日だ。五・一五事件に私は思い入れがある。

五・一五事件に関する思い入れは、高校一年のときの下宿生活へつながる。その下宿の主《あるじ》（以下彼と書く）は元海軍軍人で、五・一五事件に連座した人だった。

彼は旧制中学四年から海軍兵学校に進学したエリートだった。当時の日本では、最大の難関は江田島の海軍兵学校だったようだ。それを「飛び級」で進んでいるのである。江田島を卒業し海軍大尉に昇進した三十代に、事件に関わったようだ。どの程度事件に関与したかは知らないが、そのために海軍を追われている。その後の戦前をどのように過ごしたかも分からない。戦後は彼の住む市の助役を務め、市長選にも出たようだ。

起居を共にした三年間、彼は穏やかで怒ったところをみたことがなかった。高校時代の私は、彼のことが日本史にも出てくる事件に関与した人物として、自慢であった。

あれから六十年経ち、私も人生を重ね、彼に対する思いも変化してきた。今は彼の胸の内を推察するのである。彼の脳裏にはあの日のことがいつも去来していたのではなかろうか。軍人が首相を殺害したテロである。あれでよかったか。自問自答が続いていたと思いたい。

医師になってから数回会ったことがある。その辺りに話を向けたが、彼は何も語らなかった。

五・一五事件から八十八年経った。昭和は遠くなりにけり。

人にはそれぞれの思い入れ、思い出がある。その思いは加齢によって変化していくことに気づいた。表面的ではなく、やや深くものをみるようになるようだ。このようなことを考えていたら、中村草田男の句が頭に浮かんできた。

降る雪や明治は遠くなりにけり　中村草田男

草田男は時間の経過、時代の変遷の感慨をこのように表現している。今回気づいたことであるが、同時に草田男自身の心の変遷、精神の変遷をもみつめているようだ。

〈参考〉山本健吉：現代俳句、角川書店、一九七一年

六章　スポーツを読む

競技の世界においては時に目に見えない力が勝敗を分かつ。「流れ」と呼ばれ、何ともとらえどころのない正体を、野球評論家の野村克也さんが説いている。〈勢い〉であり、「雰囲気」であり「感性」である。

（「運」竹書房）

読売新聞「編集手帳」二〇一七年八月二十四日

ＷＢＣ決勝直前の恐怖心を捨てさせた大谷翔平選手の声出し

ワールド・ベースボール・クラシック（ＷＢＣ）で侍ジャパン（日本代表）が三大会ぶりに世界一になった。ＷＢＣ優勝はサッカーでいうとワールドカップ優勝に匹敵するのではと思う。滅多に達成できないものだ。

優勝の要因については多くの専門家が語っているが、観戦した人それぞれに思いがあることだろう。私も次のようなことを考えた。

決勝の相手は大リーグの実力・人気抜群の選手を集めたアメリカチームである。一方で日本チームの選手も各球団からの選り抜きの三十人である。これらの選手たちにとっても、アメリカチームの選手たちを目標にしたり技を盗んだりしてきたと思われる。当然ここにそこに尊敬の念、憧れが生じることは必至だ。

そこで出てきたのが「大谷の声出し」であった。新聞によると、試合前に士気を高めるために、一人の選手が代表して短いスピーチ（声出し）を行い、「さあ、行こう！」で締めるのが恒例だったようだ。決勝戦の声出しが大谷翔平選手（以下大谷と書く）で、飛び出した言葉が次のようなものだった。

「憧れるのをやめましょう」

大谷のこの「檄《げき》」がなかったら、決勝戦の結果は分からなかった、と私は思う。私は大谷の言葉を聞いて、思い出したことがあった。それは高校二年のときに、国語の教科書に出てきた菊池寛の短編小説『形』であった。戦国時代のある人物のエピソードである。小説『形』を要約してみる。菊池の原文は「」で括る。


摂津半国の侍大将中村新兵衛は「槍中村」として、五畿内《きない》中国に知れわたっていた。新兵衛の扱き出す槍の鉾先に、敵の雑兵は逃げ惑った。加えて「火のような猩々《しょうじょう》緋《ひ》の服折りを着て、唐冠瓔金《とうかんえいきん》の兜を被った彼の姿は、敵味方の間に、輝くばかりのあざやかさを持っていた」。

その槍中村に明日が初陣という一人の若侍が猩々緋と唐冠を貸してほしいと願い出たのである。新兵衛は快諾した。そして言った。「あの服折りや兜は、申さば中村新兵衛の形じゃわ」

その翌日の戦いで、借り物の猩々緋を着けた若武者が乗り出すと、吹き分けられるように、敵陣の一角が乱れた。一方の新兵衛はその日南蛮鉄の兜を被って駒を乗り出した。猩々緋の若武者の前には浮足立った敵陣が、南蛮鉄の冠の新兵衛の前には、ビクともしなかった。「敵の槍の鋒先《ほこさき》が、ともすれば身をかすった」「手軽に兜や猩々緋を借したことを、後悔するような感じが頭の中をかすめた時であった。敵の突き出した槍が、縅《おどし》の裏をかいて彼の脾腹を貫いていた」

槍中村の敵を蹴散らす実力と敵を恐れおののかす猩々緋姿は、アメリカチームの「姿」ともいえよう。加えて野球発祥の地という歴史・伝統と誇りが合わさり、アメリカチームの「形」となっているのである。その「形」が相手を委縮させ、持てる力を発揮させないということを、大谷は知っていたのだ。大谷は日本選手の心の底辺にある米国選手への憧れを恐れ、それを捨てさせたのである。

『形』の授業で記憶していることがある。私の出身校の鹿屋高校は当時バレーボールが強かった。県大会ベスト四はいつものことで、その年は優勝常連の鹿児島商業高校と決勝を争ったが敗れた。学校全体が決勝敗戦を残念に思っていたころ、『形』の授業があった。国語科の先生は授業の最後にポツリと言った。「結局鹿商の持つ伝統という形に負けたのだ」

今回の大谷の発言は、スポーツ界に限ってでも指導者と選手たちに多くの示唆と勇気を与えたと思う。

〈参考〉菊池寛：藤十郎の恋・恩讐の彼方に、新潮文庫、一九八五年

昭和の横綱大鵬の自然体から、大谷翔平選手を考える

大リーグの大谷翔平選手（以下大谷と書く）の活躍が止まらない。二刀流（投手・打者）のホームラン王が誕生するかもしれない。

二十七歳の若さで、なぜあのような大活躍ができるのだろうか？　それは専門家が分析をするだろうから、私は野球に詳しくない内科医として、大谷の活躍を体の面から考えてみたい。

大谷は柔らかい体（身長百九十三センチメートル、体重九十五キログラム）をしているようだ。鍛えた筋骨を感じさせないし、左右のバランスがとれた歪みのない体のようだ。このように大谷の体を考えていたら、昭和の横綱大鵬の体に似ているように思えてきた。大鵬を知らない世代の方には、「巨人・大鵬・卵焼き」といったら合点してもらえるだろう。多くの記録を残した名横綱である。大鵬は柏戸と「柏鵬《はくほう》時代」という相撲の黄金期を築き、剛の柏戸、柔の大鵬と評された。

大鵬の体も鍛えたという感じがなく、筋骨が表に出ない柔らかい体だった。大鵬の相撲を評した言葉がある。「大鵬の自然体」である。自然体とは相手に合わせながら自分の形に持ち込むという、自在な相撲の取り口である。型にはまらな

い取り口とは弱点がないということであり、相手に合わせて相撲を取るということである。対戦相手はさぞやりにくかったことだろう。このようなことができるのはその柔らかい体によるものである。

大鵬の自然体から考えると、大谷も弱点がないか少ないのだろう。打者としての大谷は、ストライクゾーンのどこに投げられても打ち返せるのではないか。相手投手は大谷の弱点を突きにくいのではなかろうか。大リーグという世界最高の実力舞台で、ホームラン王競争に加われることは、大谷の柔らかい体によるものと考えられる。将来「大谷翔平の自然体」という言葉が生まれるかもしれない。

記録を更新しつつある大谷、負けない相撲の大鵬、共に柔らかい体の持ち主であることを述べてきた。その肉体の活躍を支えたものは大谷、大鵬の柔軟な精神、柔軟なものの考え方によるところも大きい、と考える。

野生に戻りきれなかった北島康介選手

ロンドン五輪（二〇一二年）が終わった。テレビ、新聞は連日感動的な画像、記事を報道し、今回も多くの名勝負、名場面が誕生した。五輪での、私の楽しみの一つは、選手やコーチが発する言葉である。高度な技の鍔迫《つばぜ》り合いが演じられた後の言葉には重いものがある。

記憶に残る言葉の二、三は、岩崎恭子選手（バルセロナ五輪女子二百メートル平泳ぎ優勝）の「今まで生きてきた中で、一番幸せです」、北島康介選手（北京五輪男子百メートル平泳ぎ優勝）の「チョー気持ちいい」などである。

今回の五輪で、忘れられない言葉がある。それは、平泳ぎ百メートル、二百メートルの三連覇が成らなかった北島康介選手への平井伯昌コーチのコメント（新聞報道）で、次のようなものであった。

「康介は考えながら泳いでいる！」

「考えながら泳いでいる」とはどのようなことだろうか。私は平井コーチの発言の真意をなかなか理解できなかった。

五輪や世界選手権レベルで繰り広げられる競技をみていると、選手たちの動き、表情に、ヒトを超えて野生の動物（以下野獣と書く）を感じる。陸上の男子百メートル競争のウサイン・ボルト選手の躍動感あふれる走りをみていると、野獣ではないだろうかと思ってしまう。そしてウサイン・ボルト選手を野獣のジャッカルと競争させてみたいと思う。

競技は、より速く高く遠くへ、より美しく強く敏捷に、などいろいろな要素が入り混じっている。個人競技にしても団体競技にしてもすべての競技が、ヒトとしての最高の技を目指し、その先は野獣にいかに近づくかの挑戦のように思える。体操も新体操も、年々、五輪の度に技は進化している。スロービデオで解説してもらって初めて分かる回転やひねりの新しい技の誕生の裏には、野獣の動きの研究があったのではないかと思ってしまう。

かつて北島選手が金メダル獲得の瞬間にみせた、水面を叩き、両手を上げての雄叫びや、サッカー選手のゴール後の動き、表情を、私は単純に究極の歓喜の表現と思っていた。そうは思うものの、彼らの表情に私自身納得いかないものがあった。それが今回やっと分かった。野獣に近い表情と考えたら、納得がいく。

野獣の戦いは、殺すか殺されるかのものが多い。獲物を獲得した瞬間の喜び・興奮が雄叫びとなるのだろう。そこには思考はないのである。選手たちの勝利の瞬間の雄叫びも、人間の表情ではなく、ヒトが野獣に返ったもののようだ。そこにはヒトが大脳新皮質で行う思考が入り込む余地はないのである。

これらから考えると、平井コーチのコメントの意味が分かるような気がする。平井コーチによると、「北島の泳ぎは腕とキックの絶妙なタイミングで進むので、例えると四輪駆動車みたいだ」という。今回の北島の泳ぎには大脳新皮質で行われる思考の部分が入り込み、野獣になり切れていなかった、と言いたかったのだろうと思う。

スポーツはみても楽しいものである。競技、試合をみて、ハラハラしたり、興奮したり、感動したり、大きな心の振幅がある。そのようなとき、体の深層で、私たちはヒトに帰り、野生の感覚を取り戻し、そして野獣への回帰を果たしているのだろう。

スポーツを（行う、みる）は、文明社会の中で野獣に帰れない私たち人間の、一瞬の野生への復帰だと考える。

「神の子」マラドーナと「王様」ペレ

サッカー界のレジェンド、元アルゼンチン代表で「神の子」といわれたディエゴ・マラドーナが二〇二〇年十一月に亡くなった。

一九八六年のW杯で、イングランド選手相手に五人をドリブルで抜き、人々の度胆を抜いた。国家を代表する選手五人を抜いてのゴールだった。今回その死を新聞で知ったが、その距離はハーフライン手前からゴールの瞬間の場所まで約六十メートルもあり、奇跡といわれた。その間イングランド選手はほとんどマラドーナのボールに触ることもできなかったという。このような卓越した技のため、マラドーナは「神の子」といわれた。

私は医学部学生時代、サッカー部に所属していた。五年間一所懸命練習したが、上手にならなかった。むしろ練習した割には下手だった。それでも私のゴールで勝った試合が数回はあったが。ゴール前の混戦は最も苦手だった。押され引っ張られ、時には蹴られ、そこに怒号が飛び交い、ゴール前はまさに戦場であった。今でも思い出すと、緊張してしまう。サッカーは実に難しいスポーツだ。

読売新聞ではマラドーナの動きを「ボールと一体『別格』」と書いている。小柄な体での弾むようなマラドーナの動き・走りをみていると、彼自体がボールのように思えてくる。私には丸いボールが丸いボールを扱うようにみえる。まるでボールの二乗だ。

国際サッカー連盟（ＦＩＦＡ）は、「二十世紀最優秀選手」にペレと共にマラドーナを選んだ。

ペレはW杯でブラジルを三度優勝に導き、「王様」と称された。王様と称されたペレのプレイはどんなものだったのだろうか。華麗だったくらいの表現ではすむまい。そのすごさをサッカー元日本代表監督の講演で知った。十数年前に聞いたのであるが、今でもしっかり覚えている。

「ペレのパスしたボールにはのし袋が付いていた」

ペレからのボールは得点に結びつくか、味方に有利な展開になるような的確で丁寧なパスだったという意である。「のし袋が付いていた」とは究極の賛辞だ。マラドーナ、ペレのプレイを「仕事」「職業」と置き換えて、考えてみたい。人はいろいろな仕事（職業）についており、それぞれの位置でいろいろな工夫・努力をしていることだろう。私を含めて、多くの普通の人にとって超一流の仕事はできない。しかし、レベルは違うが、ペレのような的確で丁寧な仕事に努めたい。

〈参考〉読売新聞、二〇二〇年十一月二十七日

一九六四東京五輪マラソン優勝アベベ・ビキラ選手、その栄光と運命の暗転

「事実を知って、私の最初の反応は〝生きていることは幸せだ〟ということだっ

た。事の始めからすべての現実を徹底的に受けいれることにした」

人の一生には予想もしなかった災難や理不尽なことが誰にも起りうる。一生のうちには腫瘍や難治性の病気と診断されることなどもある。コロナ感染も災難の一つである。

栄光のマラソン選手アベベ・ビキラ（一九三二～一九七三、以下アベベと書く）にもその後に過酷な運命が待っていた。

東京五輪（一九六四）でアベベは圧倒的な強さで優勝した。アベベはエチオピア人で皇帝直属の親衛隊に属する軍人であった。東京の四年前のローマ五輪でも優勝したので、マラソン二連覇ということになる。アベベの凄いところはローマ五輪の六か月前からマラソンの練習をはじめ、優勝をさらったことである。記録は当時の世界最高記録であった。驚いたことには裸足《はだし》で石畳のアッピア街道を含む難コースを走りきり「裸足の英雄」と呼ばれた。

アベベは東京で優勝した五年後に交通事故にあい、運命は暗転した。事故はエチオピアの砂漠の道路で起こった。対向車のライトに目がくらんだのだ。車は溝に落ち込み、発見されたのは翌朝で、第七頸椎損傷による全身麻痺になっていた。発見されたときのアベベは手指も動かなかった。

皇帝の命令によりアベベは直ちにリハビリで有名なロンドンのストーク・マンデル病院に空路で運ばれた。リハビリによって、動けなかった体がすわることもできるし、手を自由に動かして車いすを動かすこともできるようになった。リハビリ中のアベベを取材したこのような新聞記事を私は保管していた。

本文の冒頭の言葉はこの記事の一部で、発見され全身麻痺を知ったときのアベベの心情である。記事は次のように続いていた。

> 将来のことは神の手にある。だれもが明日死ぬかもしれない。だが私は完全になおすために努力する。できるかどうか、それはだれにもわからないのだが。

アベベのマラソンでの功績とリハビリの成果は感動的である。これらは、置かれた立場・状況に、アベベが「無理だ、不可能だ」と考えずに、「前向き」に行動したことからもたらされたものである。ローマ五輪六か月前にマラソン出場を命令されても、交通事故後の麻痺でも、現実を徹底的に受けいれている。機に臨んで変に応ずという「臨機応変」の精神だ。

困難やストレスに直面したとき、アベベの気持ちで臨むと、私は上手に向き合えるような気がする。

〈参照〉アベベは事故から五年後（一九七三）四十一歳で早世した。
アベベが東京で優勝したときの銅メダリストは日本の円谷幸吉選手だった。円谷も若くして亡くなった。二人の活躍は不滅で、その生涯は、私たちに人生を考えさせてくれる（五十七ページ）。

〈参考〉朝日新聞、一九六九年十一月二十日

七章　漢方、鍼灸事《こと》始《はじ》め

どうも不思議なものです。人間の体は、診ていれば、治ろう治ろうとしているものです。

代田文誌・沢田流聞書

胃アニサキスによる腹痛を鍼《はり》でとる

約十年前、胃アニサキス症の腹痛を鍼で止めたことがある。鍼には関心があったが、経験もないころのことで、まさにビギナーズラックであった。

高血圧で治療中の患者さん（四十五歳、女性）がある朝腹痛で来院された。深夜の二時頃から上腹部が痛みだし、一睡もできなかったという。腹這いになっていれば少しはいいが、それでもすごい痛みだという。吐き気もあるようだ。

昨夜の食事内容を聞くと、鯖とイカの〝刺し身〟が含まれていた。ここまで聞いたら、痛みの出た時間と勘案して、診断は決まってくる。犯人はアニサキスだ。

早速、ファイバースコープで胃の中を覗いてみた。胃の粘膜は全体に腫れてブヨブヨした感じである。その腫れた粘膜の上にアニサキスが横たわっていた。そこでアニサキスの虫体を鉗子でつかみ、摘出した。多くの場合、この虫体摘出で腹痛は改善していくので、これで一件落着、と思って、ほっとした。

ところがアニサキスを取り出しても、腹痛はなかなか収まらない。痛みを訴える患者さんを前にして、チャンス到来！　鍼をしよう！　鍼で腹痛を止めよう！と思った。

そんなことを思ったのは、その頃読んでいた『針灸臨床録』（代田文誌著）の影響であった。ちょうどアニサキスに遭遇する数日前に読んだところが「針の鎮痛作用」という項で、次のようなことが書いてあった。

「俗にいう胃痙攣などで痛さに堪えかねているような場合でも、胃倉《いそう》か胃兪《いゆ》の一針で、その痛みが半減し、または消失してしまうことが稀でない」

　これを読んで、こんなことが起こるのかな？　背中に鍼を刺して腹痛が止められるものだろうかという気持ちだった。そして、いつかこのように鍼を使って、自分自身で腹痛を止めてみたいと思った。

　というのも、私は胃腸科を標榜していたので、腹痛にブスコパンという注射をよく使っていた。しかしこの注射は高齢の患者さんには副作用が起こりやすいので、いつもビクビクだったから、この鍼の作用に注目したのだった。また鍼治療であると、患者さんに苦痛を強いることも少なくてすむと思った。

　経穴《けいけつ》の本を取り出し、胃兪の場所を調べて、そこにステンレス鍼を刺してみた。するとまもなく痛みが和らいできて、昨夜一睡もしてないのでぐっすりと眠りこんでいるようだった。

　しかし、いつまでも眠ってもらっては困るので、目を覚まさせ、そして鍼を抜いた。ところがベッドを降りようとしたところ、また腹痛が出てきたのである。そこで再び胃兪に鍼を刺した。しばらくしてまた鍼を抜いたら、またまた腹痛が出てきた。鍼を抜くと腹痛が出てくるのである。

結局そのまま鍼を刺しておき、午前の診療が終わるころ鍼を抜いた。そのころには鍼を抜いても痛みは出てこなかった。

アニサキスに翻弄されたながい午前の診療が終わったとき、私は鍼の効果に対しての驚嘆と鍼灸医学への憧憬で、不思議な気持ちに満たされていた。

（二〇〇三年）

補遺：

数十年たった現在、このような腹痛の患者さんに接したらどのような対応をするだろうか。例えば遠隔刺激、奇経治療、または望診・切診で治療点をみつけて、そこを刺激する、と考える。

〈参考〉代田文誌：針灸臨床録、創元社、一九八二年

虫刺されの痒みにお灸

六月一日は鮎の解禁日だ。当地の川は〝天降《あもり》川〟で、源流は霧島連山である。天降川という名称は、〝霧島〟が天孫降臨の地であることを強く思わせる感じがして、私の大好きな母なる川である。

解禁の日から週末の度に天降川河畔で過ごすが、初夏、梅雨、真夏、秋、初冬の季節の変化を楽しむことができる。仕事の関係で、私の釣りの時間は夕方が中心で、この時間帯が面倒のもとになるのである。

鮎釣りの際の悩みは、蚊やブトなどに襲われることである。夕方薄暗くなると、上流の橋のライトで、川面が油面のように照らされる時間帯がある。その川面に鮎が乱舞し妖しいまでの感じがする。夢中になって鮎を釣る至福の時だ。

至福の時が終わり、腕や下肢に数か所の痒みを伴う発赤（接触性皮膚炎）に気づく。これからが大変だ。すぐその部位にステロイド軟膏を塗るが、数時間後にはけばけばしいピンクの発赤、腫脹に変化していく。軟膏を塗ってもそんなに簡単には引かない。全経過約四〜五日を要し、その間痒みに悩まされる。ひどい時は湿布をしたりするが、一部に糜爛《びらん》（ただれ）ができたりもする。〝たかが虫刺され〟

と言うなかれ。私にとっては大変な悩みで、瞬時にして痒みから解放される方法はないだろうか？　と探していた。あった、身近にあった！　それは〝灸〟である。鍼灸学校に通っている娘が、〝虫刺されにはお灸が効くよ〟と教えてくれたのである。虫に刺されたら、痒みが出てくるころを見計らって、お灸をしてみると、瞬時に痒みが消えてしまう。その効果はあっけにとられるぐらいだ。米粒大の艾《もぐさ》、たったの二〜三壮《そう》で十分である。

その後痒みに軟膏を使用することはなくなった。鮎釣りの際の接触性皮膚炎だけでなく、草にかぶれたりなど日常のちょっとした皮膚のトラブルに、お灸が活躍するようになった。

鍼灸の効果、威力を垣間みた経験である。

（二〇〇三年）

胃内視鏡検査を受けながらの、経穴刺激が起こす胃粘膜変化観察、の鍼灸自己実験

嘔気が続いたので、二〇〇三年十二月のある日、胃の内視鏡検査を受けた。突然であったが、検査当日になって私にあるプランが浮かんだ。

それはファイバースコープを挿入されているときに、私自身の経穴を鍼か灸で刺激してもらい、胃粘膜に変化が起こるかを観察することであった。

最近は電子スコープで胃の粘膜がモニターに映し出されるので、検査を受けながら自分自身で変化を観察できると考えたからである。

検査当日の朝、この計画をT先生にお願いしてみた。T先生は一瞬戸惑った感じではあったが、朝の忙しい時間帯にもかかわらず、了承してくださった。

刺激の部位は「足三里」と「梁丘《りょうきゅう》」である。足三里は灸で、梁丘を鍼で刺激することにした。足三里も胃経に属し、消化管に関連が深い経穴とされている。『沢田流聞書鍼灸眞髄』（代田文誌著）には「三里は胃病の要穴」「梁丘は胃痙攣を頓挫させる妙穴」と記載されている。これらのことから、この二部位を各々刺激すると、胃粘膜に何らかの変化が起こるはずである。その変化を、内視鏡を通して肉眼的に観察できるのではないか、と思ったのである。

鍼と灸をするのは、鍼灸師である私の娘である。取穴は共に、内視鏡を挿入される前に、私自身で行っておいた。

経穴刺激後の観察部位は胃体上部のやや大弯《だいわん》側である。

検査が始まった。幸いにも胃には大きな所見はなかった。いよいよ実験だ！

最初に足三里に灸をしてもらった。灸を三・五壮と数を増やすが変化がない。

次は梁丘に鍼だ。鍼を刺して、三分くらい経過したが変化は起こらない。

鍼、灸の刺激によって胃粘膜に充血や乏血が起こることを予想したのだが、変化を確認できなかった。T先生の「変化がないようですね」の言葉で、残念だが実験終了となった。

終わってから次のようなことを考えた。

一、刺激によって変化は起こったのだが、その変化は肉眼的に観察できるものではなかったのではないか。

二、血流量の変化を捉えられるような内視鏡の準備が必要であったのか。

三、胃の粘膜面の観察場所は適当であったか。

四、刺激する部位は的確であったか。

五、刺激の部位は的確でも、鍼を刺入する方向は正確であったか。

六、胃経に変化が起こっていなかったのではないか？　胃に所見を認めなかったので、嘔気の原因は胃になかったと考えていい。そうすると、三里、梁丘という胃経上の経穴を刺激することが御門違いであったのか。

このように考えたのは、「経絡は体に異常が生じたときにあらわれるもの」という認識に立ってのことである。

今、考えると、問題は（六）のようだ。「胃経は消化管の症状と関連がある」

とか「足の三里、梁丘は胃経だから胃症状を引き起こす」という思考を捨て去って、実験を計画すべきであった。

そして、今後の実験では「反応点」にも注目しないといけないようだ。反応点とは『始原東洋医学』（有川貞清著）に述べられている治療点である。同書には次のように記載されている。「体表に刺激が加わったときや、体に異常が起こり、気滞が発生したときには、反応点があらわれる。この反応点の発生に経絡が関与する」

この反応点が実験の眼目ということになる。したがって、再びこのような試みを行う場合、「病的な胃を治癒させようとしてあらわれる反応点を、実験中にどのように特定するか」という問題をクリアすることが必要になってくる。「反応点の特定」の問題が解決できたとき、二度目の実験だ。いつか胃が不調になったとき、試みてみよう。

（二〇〇四年）

〈参照〉反応点（二〇九ページ）

〈参考〉代田文誌：沢田流聞書　鍼灸眞髄、医道の日本社、一九九八年
有川貞清：始原東洋医学、高城書房、二〇〇八年

人生有限、漢方・鍼灸無限

一生《ひとよ》には一人のひとをおもはむにほとほと足らぬ生命とおもふ　五島美代子

この短歌は読売新聞「四季」（二〇〇六年一月三十日）でみかけた。一人の人を愛するのに人の一生は短すぎるという、痛切な相聞である。今、私も、人の一生という時間は短いとつくづく思う。十年前から、漢方に加えて鍼灸を学ぶようになって、そのことを感じるのである。

漢方の世界では「湯液家は鍼灸に手を出すな」ということが、伝統的にそして暗黙のうちに受け継がれている。それは、共に奥が深く、二つを修めるには人生の時間は限られており、双方とも大成しない、ということだと思う。

このタブーに逆らい、私は漢方、鍼灸を追ってきた。きっかけは『始原東洋医学』を知ったことである。本文で述べる鍼灸とは、東洋医学の源流のころに生まれた診断と治療の技である。

学んで十年、次のようなことができるようになった。穿刺《せんし》以外に治療方法がないような腫脹し熱感のある膝関節痛を、「巨刺《こし》」や「皮内鍼」という手技を用いて、その場で痛みを緩和させ、しかも腫れ上がった関節表面に皺が現れるのである。しかし、それでも私の心は空しい。荒涼とした原野にいる感じだ。

鍼灸は経穴図に基づき、ある部位に鍼や灸をすると効果が得られるというものではない。学んで分かったことは、鍼灸とは知識を積み上げてもどうにもならない世界、知識が役に立たない世界ということである。

知識が役に立たなければ、何を頼りにすればいいのだろうか。それは原始感覚である。原始感覚は生物としての「ヒト」に備わっているが、文明生活の中で過ごしている「人」である私たちには埋没してしまっている。この原始感覚で診療をすることが鍼灸である。

人が野生動物とほぼ同様の生活をしていながら、それでいて、人としての感情が芽生えたのは十数万年前だろうか。そのころ、家族や親しい人が不調（病気）になると、どのようなことを行っただろうか？ そのときは、病人の体に気の動き（気の滞り）を察知し、それを解消するように、鍼や灸を行い、また草根木皮を内服させたようだ。

どこに鍼や灸をするか、どのような草根木皮を用いるかを気の動きで判断したのであり、猫が本能的に行う治療行為と同様なものと考えていい。猫は調子の悪いとき、それを是正するような草を食べて嘔吐し、調子を取り戻していく。この猫の動作は知識の集積でなく、本能に近い原始感覚で行われるものである（一九七ページ参照）。

鍼灸も、猫が己の体を治療するこのレベルで行われてこそ、その本領を発揮するもののようだ。

私は、このレベルの感覚の回復に努力してきたが、日暮れて道遠しである。登山でいえば一合目にも達していないようだ。人の一生は短い！ と思う。しかし、これらのことを短時日でものにする人もいるので、個人差もあり、また努力の多寡もあるようだ。

漢方に加えて、鍼灸を学んで十年経っての現状を述べた。（二〇〇六年）

薬に弱い、強いがあるのか

初診や転医の患者さんの診察では、病気の既往や現在内服中の薬を聞き出す作業は大事なことである。「今どんな薬を飲んでいますか」との質問に、次のような返事が返ってくることが少なくない。

「弱い薬をもらっています」

「一番弱い薬を飲んでいます」
「弱い薬といわれて飲んでおります」

新しい患者さんだけでなく、数年間通院している患者さんからも、意外な質問を受けたことがある。「先生、出されているあの薬は弱い薬ですか？」

このように、「弱い薬」という言葉を聞いたとき、私は考え込んでしまう。弱い薬とは何だろうか。薬に弱い薬があるのだろうか。

医師の立場からすると、副作用がない・少ないの意味だろうか？　内服をためらう患者さんを安心させるための言葉だろうか。患者さんの立場からすると、作用が穏やか、安全という意味だろうか。

そこで、降圧剤で考えてみた。降圧利尿剤は内服しても顔面紅潮などの不都合な症状は引き起こさない。しかし長期に内服していると、電解質異常、耐糖能低下を心配しなければならない。弱い薬といえるのだろうか？

抗生物質で考えてみた。テトラサイクリン系はショックを起こすことは少ない。しかし内服が長期になると歯や骨への影響がある。また妊婦は飲まない方がいい。これは弱い薬に入るだろうか？　ペニシリン系は副作用が少ないといわれているが、アナフィラキシーショックという重大な副作用が起こることがある。それでも妊婦にも使える薬である。これは弱い薬なのだろうか？　強い薬なのだろうか？

漢方で考えてみた。葛根湯は風邪の初期治療に活躍する方剤であるが、動悸、不眠が起こって困ったと苦情を受けることがある。弱い薬なのか、強い薬なのか？

弱い薬、強い薬で薬物を考えていくと、頭が混乱してくる。「弱い・強い」で薬は分類できないようだ。そして、その表現は望ましくないのではと思ってしまう。

「処方」を広辞苑で調べてみた。〝医師が病気に応じて指示する薬の配合法〟とある。言い得て妙、であるが、保険診療上では、病態から診断した疾患を改善するように、保険適応の薬物の中からある薬を決定していく、という作業である。

処方の実際は、疾患の重症度・救急度や医師の経験・専門科目・人生観などによって、差異があると考えられる。そして忘れてならないものに、医師各人の「いのち」の捉え方があると思う。

私は、いのち（気）が薬物の選択（処方）に密接に関与すると考えている。人間の体は病気になると、健康なときには全く出さないような、異常な情報を出すようにつくられている、ようだ。異常な情報とは気の停滞である。

分かりやすくいうと、別項で書いた「猫の、猫自身による原始的治療」のように、体に異常が生じたとき、生体は異常の起こっている部位、その異常を改善させることができる部位を知らせている（一九七ページ参照）。したがって、その部位を薬物、鍼灸などで刺激すると、治療につながるということである。東洋医学にはこの体の動きが分かる人がいて、葛根湯、小柴胡湯などの方剤をつくりだしたようだ。

私は処方の際、このような生体の動きを大事にしたいと思っている。すなわち、体は今起こっている自分自身の体調不良を癒す薬が分かっているし、望んでいるのである。したがって、私は今から使いたいと思う薬が生体の欲するものと一致するかを常に考えて、処方するように心がけている。その薬が生体の欲している薬であれば「適」、生体が望んでいない薬であれば「不適」、と考えていくのである。

適、不適の判断には「バイ・ディジタルOーリング・テスト（以下Oリング・テストと書く）」などいろいろな方法があるが、いずれにしても習練が必要で、努力によってその能力を獲得できる（一九七ページ参照）。

このような考えで処方していくと、少なくとも生体の不利益（副作用）になる薬を出すことはない、と考えている。

一方、現代医学では診療に基づき、その疾患に適応する薬物を選択し、決定して処方している。現代医学の薬物の選択、適応の選択という作業は人間の大脳皮質の思考で生み出されたもので、今述べた生体の動き、生体の欲する薬物という観点から考えると、まだ乖離《かいり》があるようだ。

（二〇〇七年）

注記：

Ｏリング・テスト……大村恵昭先生の発明である。生体は敏感なセンサーであるという理論に基づく。基本的なテストの方法は、検査される人の人差し指と他の指で輪を作り、力を入れる（Ｏリング）。そして薬などを他方の手に持たせ、検査する人がその輪（Ｏリング）に指をかけて開こうとするときの筋力を調べる。検査される人に必要でない薬のときはＯリングは脱力し開く。逆の場合は力が入り閉まる。

〈参考〉有川貞清：始原東洋医学、高城書房、二〇〇八年
大村恵昭：図説バイ・ディジタルＯ－リングテストの実習、医道の日本社、一九九五年

「なおるということ」「なおすということ」

ある新聞で次のような文章をみた。

外来や往診で患者さんを診て治し、時々治らなかったら、こっちも悩んだりして。

「なおす」「なおした」は、「いのち」「自然治癒力」を真摯にみつめると、医療の現場では安易に使えない言葉だと、私は思う。「なおるということ」「なおすということ」とはどういうことだろうか。外傷で考えてみた。

外傷の治療では、消毒液を傷口に塗り、そこにガーゼを当てて乾燥させることが、ごく普通に行われてきた。ところが近年、「傷を消毒せず、ガーゼではなく被覆材を当てる処置を行えば、早い治癒と疼痛のない傷の処置が可能」ということが一般的なようだ。

消毒薬は細菌だけでなく、好中球や繊維《せんい》芽細胞《がさいぼう》、表皮細胞といった傷の治癒に必要な細胞まで死滅させるからだという。またガーゼを当てると傷が乾燥し、上皮細胞が遊走できなくなる。さらに、成長因子に富む浸出液もガーゼに吸収されて、傷の治癒が阻まれてしまうからのようだ。

消毒薬、ガーゼを使用しないという治療は、「治癒する力」「治癒過程」を阻害しないということになる。それでは「治癒」とは何だろうか。傷口には好中球、繊維芽細胞、表皮細胞が出現し、傷口に浸み出る浸出液の中には傷の治癒に欠かせない細胞成長因子が含まれているという。これらが互いに情報を出し合い、協力して作業し傷口が塞がっていく。この状態が「なおった」である。このなおるということを起こすものは何だろうか。それは自然治癒力である。

自然治癒力とは何だろうか。それは「いのち」だ、と私は思う。受精卵から一つの個体ができ、その後はその状態を存続させようという方向性が「いのち」である。「いのち」は個体の形成の際に秩序を乱すものや、個体の存続に障害を起こすことが生じたら、本来のいのちの動きに添わせようとする。その動きの一端として、炎症、免疫、止血、凝固などの修復・防御機転が作動するのである。このようなことが自然治癒力である、と思われる。生体が治癒するのは、生体に備わる自然治癒力により、生体が自然に治癒するということになる。

疾病の治療も冷静に厳密に眺めると、自然治癒を阻害するものを除き、自然治癒力が円滑に働くように、また、治癒した後の機能が疾病前とできるだけ同じになるように行うことが、医療である。言い換えると、自然治癒力が十分に発揮されるように、個体を、疾病の場を整えることが医療と思われる。

このようなことから、「なおる」「なおす」という言葉の背景に生命誕生以来のいのちの歴史を感じる。そして医療が「いのち」と向き合っているものであることを改めて感じるのである。

（二〇一一年）

〈参考〉Nikkei Medical「トレンビュー、外傷の処置」、二〇〇二年九月号

補遺：

本文は、有川貞清先生診療の陪席のとき、話題になったことを材料にした。有川先生の意見は「人間がヒトをつくれるか」であった。

腸《はらわた》は水分を欲しがっている

古希を迎えるころから、早寝早起きになった。四季それぞれに早起きした未明の感想がある。冬の五時の家の外は真っ暗で、まだ星も光っている。星空を眺めていると、洞穴生活の古代人になったような感じになり、生き物として気持ちも素直になっていく。

起きて最初の動作は水を飲むことである。コップ一杯の水が腸に浸み込んでいき、脱水の体が生き返っていく。そのようなとき、思ったことがある。

「人も植物と同じだ！　水で生かされている」

炎天のもと枯れかかった植物が、撒かれた水を吸い込んで生き返っていく状態

と同じように思えたのだ。

人体の六十パーセント以上を水が占めており、血液やリンパ液もその一つである。そして人の体は汗や尿として一日に二・五リットルの水分を体から排出しているので、上手に水分を補充しないと、簡単に脱水になってしまう。水の管理はそのまま命の管理につながっていく。

漢方診療をしていると、漢方薬には体の中の水分（漢方では津液《しんえき》という）の管理に細かい配慮がなされていて、びっくりすることが多い。津液の異変への対処を経験したので、記してみたい。

Ａさん（八十代、女性）は慢性関節リウマチを患い、関節の変形がひどく、車椅子が必要だ。Ａさんは痩せていて、その姿はインド独立運動のマハトマ・ガンジーそっくりだ。ある日、食欲がなく声も出にくいといって、家族と共に来院された。舌をみると紅くて、乾燥しており、日照りが続いた砂漠で枯れかかった植物に似ている。現代医学では輸液しかない状態だ。

そこで、私はＡさんに煎じ薬の生脈散《しょうみゃくさん》を処方した。生脈散は体の脱水を改善させる（滋陰《じいん》・生津《せいしん》）薬である。一週後の来院のときには、生き返ったようになっていた。枯れかかった植物が水で息を吹き返した感じだ。

生脈散の効果にびっくりしたのだが、付き添いの家族の言葉にもびっくりした。

「通じがよくなった！」
七日〜十日に一回の排便が毎日か一日おきになったという。
私は便通の効果を聞き、腸もそれほどまでに乾燥していたのか！　と思った。
カルテをみると、Ａさんは以前から便秘症で、麻子仁丸《ましにんがん》エキス剤を満量で処方していた。一日の最大限の量を服用しても、まだ便秘状態だったのである。

麻子仁丸は潤腸《じゅんちょう》通便作用のある方剤である。潤腸通便とは、乾燥した便の塊に生薬成分で潤いをつけふやかして、排便を促すという意味である。体力が弱まると大腸の運動も落ち、食べたもの（便）を押し出す力が弱くなる。便は大腸を移動するのに時間がかかり、その間に腸が便の水分を吸収してしまう。その結果、便が乾燥して硬くなり便秘になるのである。Ａさんの便秘は腸の脱水から起こったものとして、麻子仁丸を処方していたのであった。

今回、生脈散で便秘がよくなったことは、便の乾燥が麻子仁丸ではどうにもならないくらいひどいものだった、ということになる。そこを全身の脱水を改善させる生脈散が、腸を潤し、便をふやかし軟らかくして排便させたのだ。

今回の経験から、ヒトの体は水でできていると、今さらながらに感じた。水に浮く蓮のように、ヒトの体も水に浮いて生きているようなものだ。ヒトも蕾から咲き満開になりしぼんでいく植物と大きく変わることはない。

腸管の脱水を表している句をみつけた。

腸《はらわた》に春滴《したた》るや粥の味　**夏目漱石**

（二〇一四年）

補遺：

1、明治四十三年、吐血数回、人事不省に陥った漱石は四十日も寝たきりだったという。当時は厳格な絶食療法が行われていたので、強度の脱水が起こっていたと想像する。夏目漱石が生きるか死ぬかの脱水状態から回復したときの歓喜の表現だ。

2、令和五年の夏、テレビ番組で「腸の砂漠化」という表現を数回聞いた。夏の便秘、高齢者の便秘を論じ、いずれも腸の脱水のことをいっていた。腸の脱水を腸の砂漠化と表現し、言い得て妙で理解しやすいので、ここに記した。

〈参考〉山本健吉：現代俳句、角川書店、一九七一年

かかりつけ医こそ漢方診療を！

日本医師会に「認定かかりつけ医制度」がある。「かかりつけ医」の定義は以下の通りだ。

「なんでも相談できる上、最新の医療情報を積極的に学び、必要な時には専門医、専門医療機関に紹介でき、身近で頼りになる地域医療、保健、福祉を担う総合的な能力を有する医師」

「かかりつけ医」について考えてみた。現代医学に加えて、漢方診療を主体にしているクリニック（以下漢方クリニックと書く）は、理想的なかかりつけ医であることに気づいた。

この数日の私のクリニックで診療した患者さんを思い浮かべると、高血圧症、糖尿病、喘息、心臓病、腎臓病など現代医学の病気に加えて、頭痛、耳鳴り・めまい、腰・膝の痛み、腹痛、湿疹・いぼ、頻尿などであった。症状は全科にわたっており、多彩である。これは、高齢者が複数の臓器を同時に病んでいることによって起こっている。

症状が多種・多彩であっても、漢方治療では困ることはない。症状に向き合うことで、その症状を引き起こした根本の治療をも行うことができるからである。このことは、漢方クリニックが身近に起こる症状への対処（以下プライマリーケアと書く）が得意ということを示している。

なぜ漢方クリニックではプライマリーケアに対応できるのだろうか。漢方の言葉の「異病同治《いびょうどうち》」「同病異治《どうびょういち》」「身土不二《しんどふじ》」から考えてみた。

「異病同治」とは？　たとえば不眠を訴えているAさんと鼻出血のBさんがいたとき、AさんBさんが共に体力が異病であれば、この二人には黄連解毒湯《おうれんげどくとう》が有効だ。このように異なった症状に同一の薬が出されることをいう。異なる症状であっても、患者さんの体質、背景を考えて、薬を選択するのである。

「同病異治」とは？　たとえば、春先にCさんとDさんが共にクシャミ・鼻水・鼻づまりで来院された場合、Cさんには小青竜湯《しょうせいりゅうとう》、Dさんには越婢加朮湯《えっぴかじゅつとう》という異なる薬を処方することも多い。同一の症状に対して異なる薬を出したのである。同一の症状であっても、症状を起こしている人の体の性質・鼻の粘膜という状態を考えて薬を決めている。

「身土不二」は食べ方の言葉である。これを食の考え方だけに使うのは勿体ない。

漢方では風土と症状・病気は密接な関連があることに気づき、診療に生かしている。たとえば梅雨時期は湿度が高いが、それに加えて結構冷えが強い。この「湿《しつ》」と「冷え」が結びついて関節痛が起こることがある。このような「みかた」がプライマリーケアに役立つのだ。

このように、「異病同治」「同病異治」「身土不二」という「みかた」を行うことによって、漢方クリニックではプライマリーケアに柔軟に対処できるのである。

（二〇一五年）

補遺：

高齢者は内服する薬の種類、数が多くなる傾向がある。今書いてきた理由から、漢方薬内服で、薬の種類、数を最小限にすることができる。

難しい漢方の「寒熱の判断」

医師にとって患者さんは教科書である、とよくいわれる。実際その通りで、なかでも東洋医学（漢方）で、そのことを強く感じる。

七～八年前に痛恨の経験をした。ある日かねてから通院中のAさん（三十代、女性）が来院された。私の処方した薬に関して納得いかなかったので、県外の漢方薬局にメールで相談したという。その際、薬剤師から聞いたことは、「Aさんの体質は気虚が強く、胃に熱がある。したがって、今出されている人参湯、五《ご》積散《しゃくさん》は胃熱のある人には合わない。副作用に舌炎、口内炎が出るのは当然だ」。

「処方が適切でない」という指摘であった。しかし、その薬剤師の経験と知識のレベルでのコメントと思い、私は深刻には考えなかった。いつのころからか、私に古い傷のように疼くものを感じるようになった。その疼きがこのごろ分かった。Aさんの「あの指摘」である。

あの指摘は正鵠《せいこく》を得ていたのではないか！　私の寒熱の判断が間違っていたのではないか。その思いに至ったのは、Aさんがその後受診されていないことに気づいたからである。送ってもらった薬で、症状が取れたのではないか。そうであれば薬剤師の指摘は的確であった、ということになる。

漢方診療の実際で、私が最も重視しているのは、そのころも現在も「寒熱の判断」である。それが誤りであった、ということになる。私は己の未熟さを知り、愕然とした。そして「漢方の副作用は寒熱の判断の間違いより生じる」という、ある講演の内容が脳裏をよぎった。

一般に東洋医学では四診で得られた情報を「表裏・寒熱・虚実・陰陽」というものさしで考えて、治療を進めていく。どこで（表裏）、何が（虚実）、どうなっているか、さらに「寒熱」を診断していく。

寒熱の診断については成書に記載されているが、臨床の場では迷うことも少なくない。私が寒熱判断の拠りどころとしているものがある。それは『始原東洋医学』で述べられている、気滞の寒熱の判断である。それによると、

熱……炎症、充血、弛緩麻痺（神経の機能低下）
寒……循環不全、虚血、緊張、興奮（神経の異常機能亢進）

この記載が、臨床の場で、体全体に起こっていること・局所で起こっていること、の寒熱の判断に非常に役立っている。

富士山の頂上を目指すには幾通りものルートがある。患者さんの改善（頂上）を目指す漢方診療も、幾通りもあると考える。いずれのルートからの処方であっても、一度処方箋を発したら、無数の人々の目に晒されるということを、臨床医は忘れてはならない。

（二〇一五年）

〈参考〉有川貞清：始原東洋医学、高城書房、二〇〇八年

親指の爪の横を針で刺し孫の高熱を解熱させた

　鍼灸で針を刺しほんの少しの量の出血をさせ、いろいろな症状を改善させる手技がある。「刺絡《しらく》」という。かつて刺絡で孫の高熱を解熱させる貴重な経験をした。その経験を書いてみる。

　平成時代の終わりのころのある日、私の次男の嫁から電話があった。九歳の子供（私の孫）に三十八度の発熱があるので、数年前に処方された座薬を使っていいかという問い合わせであった。

　解熱しなかったのか、その孫が午後五時半に真っ赤な顔をして受診してきた。熱を測ると三十九度で、ぐったりしている。かなりきつそうだ。そうこうしているうちに熱が四十二度になったと看護師がいう。私のクリニックの薬局には小児用薬物は置いてない。緊急事態だ。

　私にある考えがひらめいた。それは「刺絡」だった。刺絡をしてみよう。私は孫の右上肢の親指の爪のすぐ外側（少商《しょうしょう》というツボ）に、針の太さ二十三ゲー

ジというやや細めの注射針を刺した。針を抜いたら大豆大の大きさの出血があった。私は素早くガーゼで血をぬぐい、続いてその部位を圧迫してさらに出血させた。それを二〜三回繰り返した。次に左の親指にも同様のことをした。親指の爪甲の至近距離への針刺しである。孫は激痛に泣いた。

それから数分後、寒いというので布団をかけた。さらに数分経って背中に手を入れたら少し汗ばんでいた。背中の汗に触れたとき、私はホッとし、責任を果たしたと思った。

その後帰宅させた。汗をかくだろうから水分はしっかり飲ませるように注意して。

これから後は母親からの報告である。帰宅してからずっと眠り続けた。汗をかいたので数回汗を拭き、午後十一時ごろ口が乾くというのでスイカを少し食べさせ、その後朝まで眠ったという。

朝になり、熱は三十七度六分に下がって気分がよくなったようだ。学校に行くといったが休ませたという。その朝麻黄湯《まおうとう》（エキス剤）があったので飲ませたら、午後には平熱になっていた。結局小児科には行かないですんだ。

刺絡の効果にびっくりした。かねてから行ってみたいと思っていたので、東洋医学を学ぶ者にとって貴重な経験であった。刺絡をしてみようと思ったのは、『医者がすすめる民間療法』という本に書かれていた、「一本の針でひきつけケロリ」

という治験例を読んでいたからである。　　　（二〇一八年）

〈参考〉橋本行生：医者がすすめる民間療法、講談社、一九八〇年

八章　東洋医学の源《みなもと》をみつめる

初等教育も高等教育も一切受ける機会のない仔牛でも、野に放てば食べられる草と毒草を区別して食べている。一旦病気になると通常食べない植物を食べて自分で治す。

間中喜雄、板谷和子・体の中の原始信号

猫の、猫自身による原始的治療

わが家の猫メリーが、ある朝、庭で奇妙な動作をしていた。植え込みの柘植《つげ》の下の雑草を食べているのである。植え込みの下は狭く、食べにくいのか、顔を横にしかも斜めにしながら、草を口に含んで飲み込もうと一所懸命の様子である。

変な動作が気になり、後で妻にそのことを話したら、妻もそのような動作を数日前にみたことがある、という。好奇心旺盛な妻はその動作をしばらく観察していたようだ。そしたら数分のうちに、メリーが嘔吐を始めたという。雑草を食む奇妙な動作は病を治す本能的な自己防衛の手段だったのだ。

動物が病気を治したり体調を整えるために、ある種の草木を食べることはよく知られている。このようなことは、動物の遺伝子に組み込まれた本能的な動作であると思っていたのであるが、はたしてそれだけのことだろうか。

意外と、動物は病気になったとき、庭や草原に出かけ、この不快な症状を取り除くのによい葉っぱはないかな？　と、その日の体をセンサーにして薬草を探し当てるのではなかろうか。本書では、このような感覚を「猫の、猫自身による原始的治療」と書くことにする。

動物が持っているこのような感覚を羨ましく思っていたが、最近はその感覚を身につけたい、いやその感覚を呼び戻したい、目覚めさせたいと、しきりに思うようになった。

神農《しんのう》が百草を嘗《な》めて、一日に何回も中毒を起こしたことは有名な話である。神農からするとグッと近年になるが、唐招提寺の開祖である鑑真《がんじん》は医学にも通じており、奈良の都に上ってからも、草木を口に含み、薬としての性質を明らかにしていったという。草木を口に含んで薬としての「性味《しょうみ》」を決めていったという話であるが、そうすると神農、鑑真も猫などの動物と同様の感覚を備えていたということになる。このような感覚は一握りの天才的な人間が持つことができるものと思ってはいたが、いつも羨ましくも思っていた。

このような感覚を考えるときに思い出すのが、体に相性のよいもの・悪いものを見分けるOリング・テストだ。猫などの動物が自分の病気を治す草木を体で判断できるということは、全身でOリング・テストをしているといってよさそうだ。いや逆に、動物と同様に持っていた感覚のほとんどを文明とともに失い、どうにかヒトに残っている野生の動物としての感覚を生かしたものの一つが、Oリング・

テストであるようだ。
『始原東洋医学』の有川貞清先生によると、草木の性味を知るためには口に含んだり嘗めたりする必要はなく、眺める、みるだけで可能であるという。神農も鑑真もおそらくそのようにして性味を決めたのだろう、といわれる。

このような天才的と思われる神農や鑑真の感覚も、動物の自己の病気を治すという行動も、体の中の「原始信号系」に注目すると、納得できるようだ。

原始信号系とは「いのち」を存続させてきたシステムの一つで、目にはみえないが生物に確かに存在するものである。人体の場合は神経系などが発達してきて、原始信号系は潜在するようになり、明瞭でなくなっていった。それでも生体の中の古い記憶の一つとして存在し、それを活性化させ、感知することによって、神農や鑑真の性味を決める作業、病気を癒す動物の行動も可能になるようである。

このような、失われた、休眠状態の動物としての感覚を取り戻したい、そしてそれを診療に生かしたいと、この数年思い続けている。

（二〇〇〇年）

〈参照〉Oリング・テスト（一七九ページ）
〈参考〉有川貞清：始原東洋医学、高城書房、二〇〇八年
大村恵昭：図説バイ・ディジタルO-リングテストの実習、医道の日本社、

一九九五年

補遺：

鑑真と生薬についての部分は、有川定清先生診療の陪席の際、話題になったことを文章にした。鑑真が生薬に造詣が深かったことについては、西川隆・薬史あれこれ（三）、奈良時代の薬物、都薬雑誌 Vol. 38, No. 32016 などの記載がある。

孫から学んだ、なおろうとする体の仕組み

中国製インゲンに殺虫剤——冷凍食品、女性入院、基準の三万四千五百倍——

これは十月十六日付け南日本新聞一面のタイトルである。ラジオではこのニュースについて、毒物の専門家がいろいろな話をした後、一般の人向けに次のようなコメントをしていた。「現代では消費者は賞味期限に頼っているが、自分で食品の臭いをかいで食べていいかの判断をすることが大事であり、一旦口に入れても、おかしいと感じたら飲み込まないこと」

このコメントを聞いて、私は、現代人には埋没してしまっている「体の中の原始信号」という言葉が脳裏を去来した。そして数か月前の孫の行動を思い出した。名古屋にいる孫（五歳、女児）が久しぶりに帰省した。前日から喉が痛く、熱があるという。空港から我が家に着いてすぐ（午後七時半）、私が診察した。喉の所見も多様で首のリンパ節にも触れる。溶連菌感染症も考えられたので、救急病院の夜間外来を受診することにした。

担当の医師は穏やかに診察してくださり、「アデノも流行っているので検査しましょう」ということになった。結局溶連菌感染もアデノウイルスも除外できたが、ある抗生物質細粒が処方された。

帰宅して、その抗生物質をお湯に溶かして飲ませた。飲ませたから、飲んだと思ったのだが、意外なことが起こった。五歳の孫は薬を口に含んだまま飲み込もうとしない。グッとしなさいと、母親が何度も言うが、涙を流しながらも頑として飲み込もうとしない。結局抗生物質の内服はやめになった。

代わりに、私が出した麻《ま》黄湯《おうとう》エキス剤は素直に内服して寝入った。麻黄湯は孫が乳児のころから風邪の度に名古屋に送り、その都度小児科を受診しないですんでいる薬であった。

私はこの出来事をみて、ヒトの五歳はまだ野生の動物と同じだと思った。「猫の、猫自身による原始的治療」（一九七ページ）が体の中に起こっていたのだ。このような孫の行動、猫の行動は、体に不必要なもの・不適なもの・危険なものが瞬時に分かる体のシステム（原始信号系）が起こしたものではないかと考えた。「原始信号系」とは何であろうか。間中喜雄は『体の中の原始信号』で次のように述べている。

> 人類の祖先がこの地球に姿を現したのは五、六百万年前、その前段階の、人類らしきものが形成されるまでに要した時間は三十億年といわれている。気の遠くなるような時間の流れがあって、人間の内部にはいろいろな情報系ができあがった。それはたいへんな重みを持っているはずである。構造的には目に見えず、手に触れられないからといって、無であるとして忘れられてしまうことはできない。私たちの身体には三十億年分の記憶が秘められていて、細胞の一つ一つが想像を絶するほどの「知性」を持っていると考えられる。決して脳や神経系だけで考え感じているのではない。

このような観点から、間中は渡り鳥と鮭の例を挙げ、「渡り鳥の移動は小さな脳だけで考えてできることではない」、また鮭による海と川との移動は「本能とよんでみてもその本体はわからない」としている。そして次のように続けている。

渡り鳥も鮭もこのような複雑で困難なながい旅に耐えて、子孫を残していくのである。現代の人間が考えているような知性だけで処理できるような簡単な仕事ではない。……飛行機が考案されて実用化され、商業化されたのは、わずか百年の知識の蓄積によってである。渡り鳥の可憐な体の中には、数億年の間に蓄えられた情報の集合があるのである。

そして、このような情報を間中は「X－信号系」「原始的信号系」と表現している。その部分を引用する。

私どもは鍼灸の臨床で出会った様々な現象を発端に、人体には未知の信号系があるという仮説を立て、それを「X－信号系」と名づけた。これは人体に残存しながら忘れられた古い記憶の一つではないかと、長年の研究、経験から考える。……人間の身体には、その種族発生の早い時期に成立していた「原始的信号系」が残存している。その後、重層的に発達した複雑な信号系、オートメーション・システム網のうちに埋没してその存在は明瞭ではない。……

このように、私たちの体も渡り鳥、鮭と同様の時間の流れの中にあり、数億年の間に蓄えられた情報の集合があるのである。その情報とは「いのちの存在と存続」のための情報である。その多くを私たちは文明生活の中で失い、失いかけ、体の中で埋没させているのである。

毒物が混入した中国産インゲンを口に入れたとき、現代人の多くは危険と分かるシステムが失われているので、飲み込んでしまうということになる。一方、孫が抗生物質細粒を飲み込もうとしなかったのは、幼児のころまでは、体にとって、そのときに不必要なもの・不適なもの・危険なものが分かるシステムが存在しているからだということになる。すなわち、「原始信号系が失われずに存在している」ことを示している。

これらにより、私は次のようなことを考える。

小児は大人を小さくしたものではないといわれ、そのため、小児科が独立して存在している。発育・発達の観点からみて、小児科の存在はうなずける。小児科存在の理由として、これに加えて、小児には「原始信号系がある」ということ、と私は考える。言い換えると、「小児は原始信号系を失わないでいる」ということであり、より野生の動物に近い存在なのである。

東洋医学はこの「原始信号系をみつめている」と考える。治療者の原始信号系によって患者の原始信号系を診察し、刺激を患者の原始信号系に作用させることで治療を行っているのである。

（二〇〇八年）

〈参考〉間中喜雄・板谷和子：体の中の原始信号、地湧社、一九九二年
有川貞清：始原東洋医学、高城書房、二〇〇八年

小児科医は獣医か

今年の夏の休日、「小児科」と書かれたファイルの資料をみていたら、引き付けられるメモが出てきた。それは武弘道先生（元鹿児島市立病院院長）の「小児の診かた、考え方」という講演会での私のメモであった。

そのメモは次のように、記載されていた。

小児科医＝獣医

私はこのメモの中の〝獣医〟という言葉に惹かれたのである。それは、私が『始原東洋医学』を研鑽するようになってからの最近の十年、乳幼児は野生の動物と同様のものと、考えるようになっていたからである。したがって、その扱い（育児、診療）も、人としてだけではなく、野生動物に対するような気持ちが必要だと思っている。特に乳幼児が言葉を持つまでの時期はそのように思える。

　このようなことから、私は内科医ではあるが、獣医としての気持ちを一端に持ちながら、日々の診療に従事している。

　小児科医＝獣医を考えてみたい。検査は診断を的確にしていくための現代医学の手法である。私の思う獣医の診療は検査せずに、いわば徒手空拳で行われるのである。それにはどのような方法があるのだろうか。野生の動物を診《み》るためには、診る者も野生の動物の感覚を持っていなければならない。

『医学の歴史』（梶田昭著）の、「人類と医学のあけぼの」の章に、次のような記載がある。

　医学もその芽生えは、実は人間以前にあった……医学のもとをたずねると、鳥やサルが互いにやっている毛づくろいにまで、さかのぼることができる。あれが「慰めと癒し」の原型であろう。

この所作を考えてみる。毛づくろいをするサルや鳥は対象となる相手の体の変化を何らかの方法で捉えて、効果（気持ちよさ、改善するなど）をもたらすように、その箇所の毛づくろいをするのだろう。その捉え方が、獣医の診かたの基本であろうと、思う。

　このような動作は動物の本能とされるのかもしれないが、野生動物の持つ自然治癒能力の一端が起こすものとも考えられる。先に述べた「猫の、猫自身による原始的治療」（一九七ページ）のように、猫は己の体の不調部分と外界の草根木皮などを照合し、その不調を改善させるようなものを見極めている。

　私たちヒトも、猫と同様に己の体の異常を分かり、それを癒すものが分かる感覚を持っていたのだろう。言語、文字を獲得し、農耕技術が進む中（文明の進む過程）で、現代人はその分かり方（感覚）が減弱し埋没していったようだ。

　このように、サルや鳥、猫の分かり方と同様のことを人が行ったことが医療の原点であろうと考える。その分かり方が東洋医学では残存し、それを発展させたものと思われる。東洋医学の発祥のころは、このような動物の感覚を持つ優れた感知能力がある人がおり、家族や親しい人が不調のとき、山野に出かけ、その不調を癒すような草根木皮を探して与えたのだろう。それが葛根湯などのもとになったと考えられる。これらの集積が東洋医学の原型になっていった、と思われる。東洋医学の古典が出されるはるか以前のころからである。

東洋医学では「病の応は表《ひょう》にあらわる」とされている。病の変化は体表面に現れるので、そこを把握し、そこに手段を講じると、症状は改善していくという意である。

治療の対象となるような、また少なくとも是正した方がよいような体の内部の変化を、体の外から感知できるようなシステムが、生命維持のために、進化の過程でできていったのだろうと、考えられる。

小児科医＝獣医というメモを発端として、東洋医学の発祥のころに思いを馳せてみた。

（二〇一二年）

〈参考〉梶田昭：医学の歴史、講談社、二〇〇八年

蚊はヒトの体のどこを刺すのか

ある秋の夜、蚊に刺されて目が覚めた。痒い！　しばらく我慢したが、いつも

のように〝灸〟をすることにした。

時計をみると、午前二時である。お灸をしながら、「何でこんな所を刺すのだろうか」と不思議がっていたら、ある言葉が思い浮かんできた。それは有川貞清先生の次のような言葉だった。

「蚊が刺す所は反応点である」

「蚊に刺されて、症状が軽くなったり、病気がよくなることがある」

「蚊が刺す部位は刺された個体が治療を求めている場所である」や、「刺されたことによって刺された個体に有利な変化が起こる」という、不思議な話である。

「反応点」とは『始原東洋医学』に述べられている治療点である。同書では次のように、反応点が説明されている。

> 未知の、特別な反応を示す点であり、その点への刺激が症状に大きな影響を与える点の総称です。

反応点には（＋）と（－）がある。蚊の刺し口はどちらだろうか？　これらのことが気になり、お灸をしながら、蚊の刺し口は（＋）（－）、どちらの反応点かを調べることにした。方法は、左手に磁石を握り、膨疹《ぼうしん》の所を右手の指先で探る方法で、（＋）を握ったときに刺し口に引かれるか、（－）を握ったときに引かれるか、である。実験の結果は、（＋）を握ったときに刺し口に引かれた。刺し口は（＋）の性格があるようだ。

　ここまで観察して、やっと気がついた。『始原東洋医学』によると、（＋）の反応点は「灸点」である。蚊の刺し口にお灸をして痒みを緩和させることは、（＋）の反応点に灸をすることであり、話が合ってくる。

　蚊は刺す部位をどうして決めるのだろうか？　人の注意が行き届かない足先などが安全に刺せる部位と思うが、耳の近くを旋回したりする。人間の耳の近くを飛べば、気づかれて危険な状況になるのは、小動物として分かっているはずなのに！

　危険をおかしてでも、耳に聞こえるぐらいに超低空で飛ぶのは、あの高さが刺し口を選択するのに適当なのだろうか。あの高さからは何が分かりやすいのだろうか。蚊を引きつける匂い物質でもあるのか？　煙のような気体を発しているのか。引きつける色彩のようなものがあるのか。蚊の刺す部位が反応点であるならば、そこは生体から治療を求める何らかのメッセージが出ているはずである。蚊はそれを捕らえているということになる。そのメッセージが分かると、診断と治療に応用できそうである。反応点については一七二ページにも記した。（二〇〇五年）

〈参考〉有川貞清：始原東洋医学、高城書房、二〇〇八年

あとがき

令和五年のある月、私のクリニックに通院中の患者さんが百歳に達した。月に一度の外来診療だけの方である。認知症はなく、訪問診療も受けていない。デイケアにも行ってない。見事な百寿者だ。主治医である私も嬉しさが込み上げてくる。

外来で高齢の患者さんを診察していると「長生きすることはきつい」という言葉をよく耳にする。その通りだと思う。若い人にも真夏・真冬は厳しい。それに耐えての生活である。社会の変化に目を回すことも少なくないだろう。そのような患者さんに、私は準備しているものがある。こんな気持ちでいきましょうと勇気づける、高齢者自身が詠んだ短歌と俳句である。

「みぎ・ひだり異なる眼薬さしながらもう少し見ようか現世《うつしょ》の夢」

（下鶴美千代『歌集掌紋』）

「『デイ』の朝姿見に立つ二度三度」

（佐藤よね『木漏れ日に思うⅡ』）

今年の敬老の日の南日本新聞一面見出しは「八十歳以上十人に一人」だった。今年は私もこの一人になると知ったとき、感慨深いものがあった。私の診察室には女優の吉永小百合さんの写真が飾ってある。吉永小百合さんは私より二つ年下だ。高齢者診療の際に、「同世代の活躍している人を頭に浮かべましょう」と励ますときの私の道具になっている。私自身もいつも元気をもらっている。

　本書をまとめながら思ったことは、「自分は今後医師としてどこへ行くのだろうか」であった。そして次のような思いに達した。

「自分自身、体も精神も老化していくが、その我が身を観察し、その観察をも生かしながら、淡々と日々の外来を続けたい（老年医学）」そして「より複雑になっていく現代社会でメンタルの分野にも力を注ぎたい（心療内科）」。

　本書誕生には幻冬舎ルネッサンスの山下達玄様、瀬戸口毅様にお世話になった。お二人の助言を頂きながら書籍らしくなっていった。

　多くの原稿の整理に尽力してくれた長男の徳留健太郎医師に感謝します。下火になったとはいえ新型コロナ感染症のもとでの本づくりは、情報通信機器の活用なしでは実現不可能であった。その面で努力してくれた当クリニックの内徳幸人事務長に感謝します。

　無床の小さなクリニックを妻・道子と二人三脚でやってきた。妻の人生の多くの時間をクリニックのために使ってしまった。本書は二人で育てた庭先のコスモス数輪の開花のように思える。

徳留一博

引用・参考文献

相星雅子：華のときは悲しみのとき、高城書房、二〇〇九年

有川貞清：始原東洋医学、高城書房、二〇〇八年

アンネ・フランク：アンネの日記、文芸春秋、一九九四年

茨木のり子：食卓に珈琲の匂い流れ、花神社、二〇〇六年

茨木のり子：自分の感受性くらい、花神社、二〇〇七年

梅棹忠夫：夜はまだあけぬか、講談社、一九九五年

エーヴ・キュリー：キュリー夫人伝、白水社、一九六六年

大岡信：第九折々のうた、岩波書店、一九九一年

大村恵昭：図説バイ・ディジタルＯ－リングテストの実習、医道の日本社、一九九五年

岡本かの子：混沌未分、日本文学全集岡本かの子集、集英社、一九六八年

梶田昭：医学の歴史、講談社、二〇〇八年

神田橋條治：治療のこころ　第四巻、花クリニック神田橋研究会、一九九二年

神田橋條治：精神科養生のコツ（改訂版）、岩崎学術出版社、二〇〇九年

神田橋條治：心身養生のコツ、岩崎学術出版社、二〇一九年

菊池寛：藤十郎の恋・恩讐の彼方に、新潮文庫、一九八五年

小林秀雄：美を求める心、新潮社、一九八三年

ざぼん俳句会：南国歳時記、一九七三年

ざぼん俳句会：南国歳時記　第三集、一九七六年

司馬遼太郎：余話として、文芸春秋、一九七五年

代田文誌：針灸臨床録、創元社、一九八二年
代田文誌：沢田流聞書　鍼灸眞髄、医道の日本社、一九九八年
高浜虚子：虚子句集　高浜虚子自選、岩波書店、一九八三年
藤後《とうご》左右：熊襲ソング、天街発行所、一九六八年
藤後左右：藤後左右句集、永田書店、一九八一年
土門拳：土門拳全集十二、小学館、一九八五年
中條明：舷梯　中條明句集、東京美術、一九七五年
なだいなだ：こころ医者入門、日本放送出版協会、二〇〇六年
高村光太郎：道程　詩集（改版）、角川書店、一九六八年
橋本行生：医者がすすめる民間療法、講談社、一九八〇年
ＰＨＰ研究所編：松下幸之助「一日一話」、ＰＨＰ研究所、一九八一年
福沢諭吉：福翁自伝（改訂）、岩波書店、一九六四年
福永耕二：句集　鳥語、牧羊社、一九七二年
間中喜雄・板谷和子：体の中の原始信号、地湧社、一九九二年
三島由紀夫：葉隠入門、光文社、一九六七年
水原秋桜子：新編歳時記、大泉書店、一九八三年
村上護編：山頭火句集、筑摩書房、一九九六年
山本健吉：現代俳句、角川書店、一九七一年
米谷静二：福壽星、東京美術、一九七七年
米谷静二編：ざぼん同人選集、ざぼん俳句会、一九六九年

著者の俳句は俳誌『ざぼん』『馬酔木』に掲載されたものである。

〈著者紹介〉

徳留一博（とくどめ かずひろ）

1943年生まれ
1970年　熊本大学医学部卒業
1971～1981年　鹿児島大学医学部第二内科
1985年　医学博士
1981年　日当山《ひなたやま》温泉東洋医学クリニック（医療法人・秋桜《しゅうおう》会）開設、院長、現在に至る。
2000～2010年　日本東洋医学会専門医（内2000～2009年　同指導医）
診療科：内科・胃腸科・心療内科・皮膚科・リハビリテーション科
著書『漢方ロマン』（高城書房、1994）
　『漢方春秋』（高城書房、2002）
　『クローン病のX線診断』（白壁彦夫監修、政・西俣・徳留著、文光堂、1979）

日々《ひび》の外来《がいらい》　院長室《いんちょうしつ》の随想録《ずいそうろく》

2024年3月19日　第1刷発行

著　者　徳留一博
発行人　久保田貴幸

発行元　株式会社 幻冬舎メディアコンサルティング
〒151-0051　東京都渋谷区千駄ヶ谷4-9-7
電話　03-5411-6440（編集）

発売元　株式会社 幻冬舎
〒151-0051　東京都渋谷区千駄ヶ谷4-9-7
電話　03-5411-6222（営業）

印刷・製本　中央精版印刷株式会社
装　丁　立石愛

検印廃止

Printed in Japan
ISBN 978-4-344-94974-4 C0095
幻冬舎メディアコンサルティングＨＰ
https://www.gentosha-mc.com/